핫오가 어바웃

핫요가 어바웃

초판 1쇄 인쇄 2010년 12월 14일
초판 1쇄 발행 2010년 12월 21일

지은이 | 박상혜
펴낸이 | 손형국
펴낸곳 | (주)에세이퍼블리싱
출판등록 | 2004. 12. 1(제315-2008-022호)
주소 | 157-857 서울특별시 강서구 방화3동 316-3번지 한국계량계측협동조합 102호
홈페이지 | www.book.co.kr
전화번호 | (02)3159-9638~40
팩스 | (02)3159-9637

ISBN 978-89-6023-496-3 03690

이 책의 판권은 지은이와 (주)에세이퍼블리싱에 있습니다.
내용의 일부와 전부를 무단 전재하거나 복제를 금합니다.

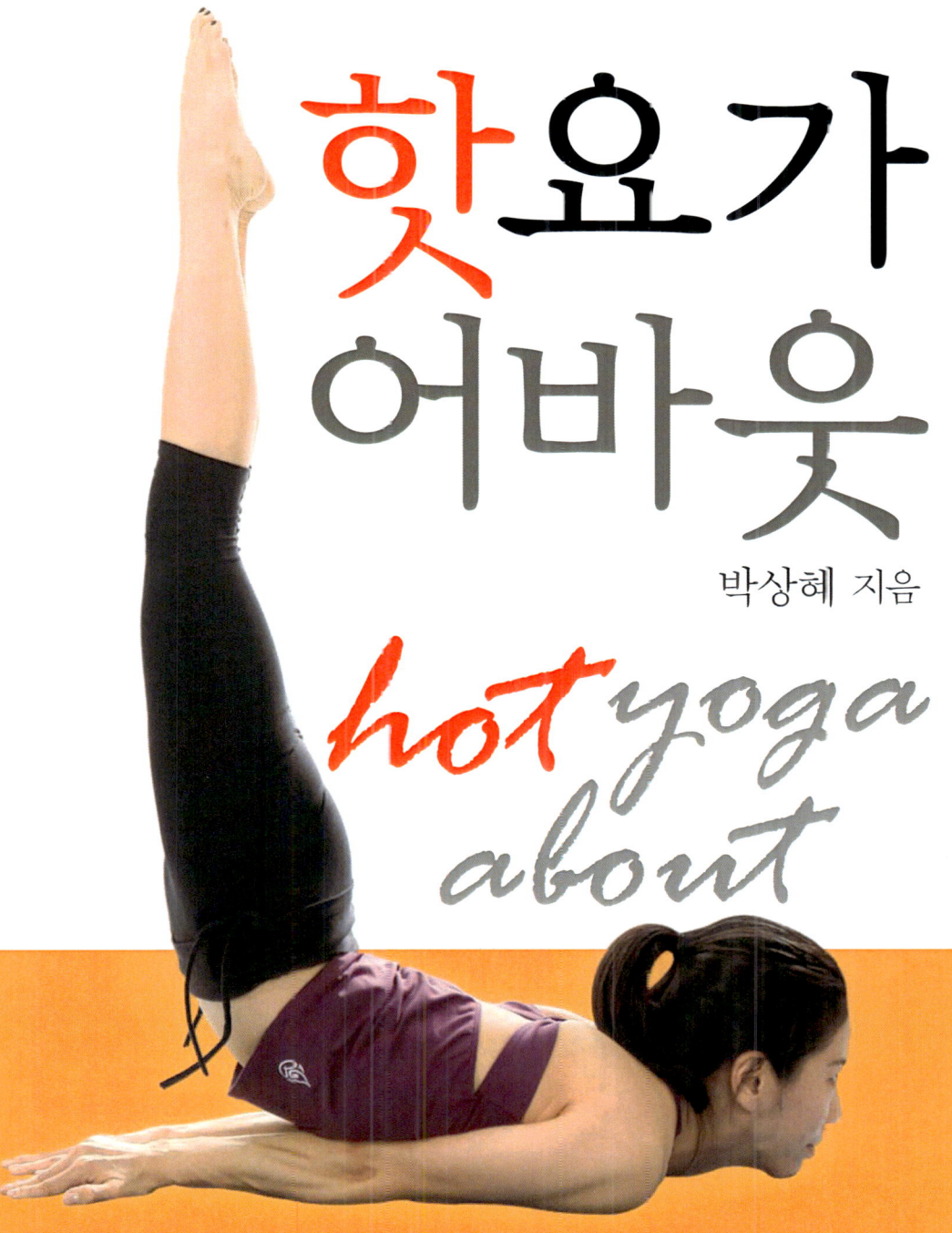

핫요가 어바웃

박상혜 지음

hot yoga about

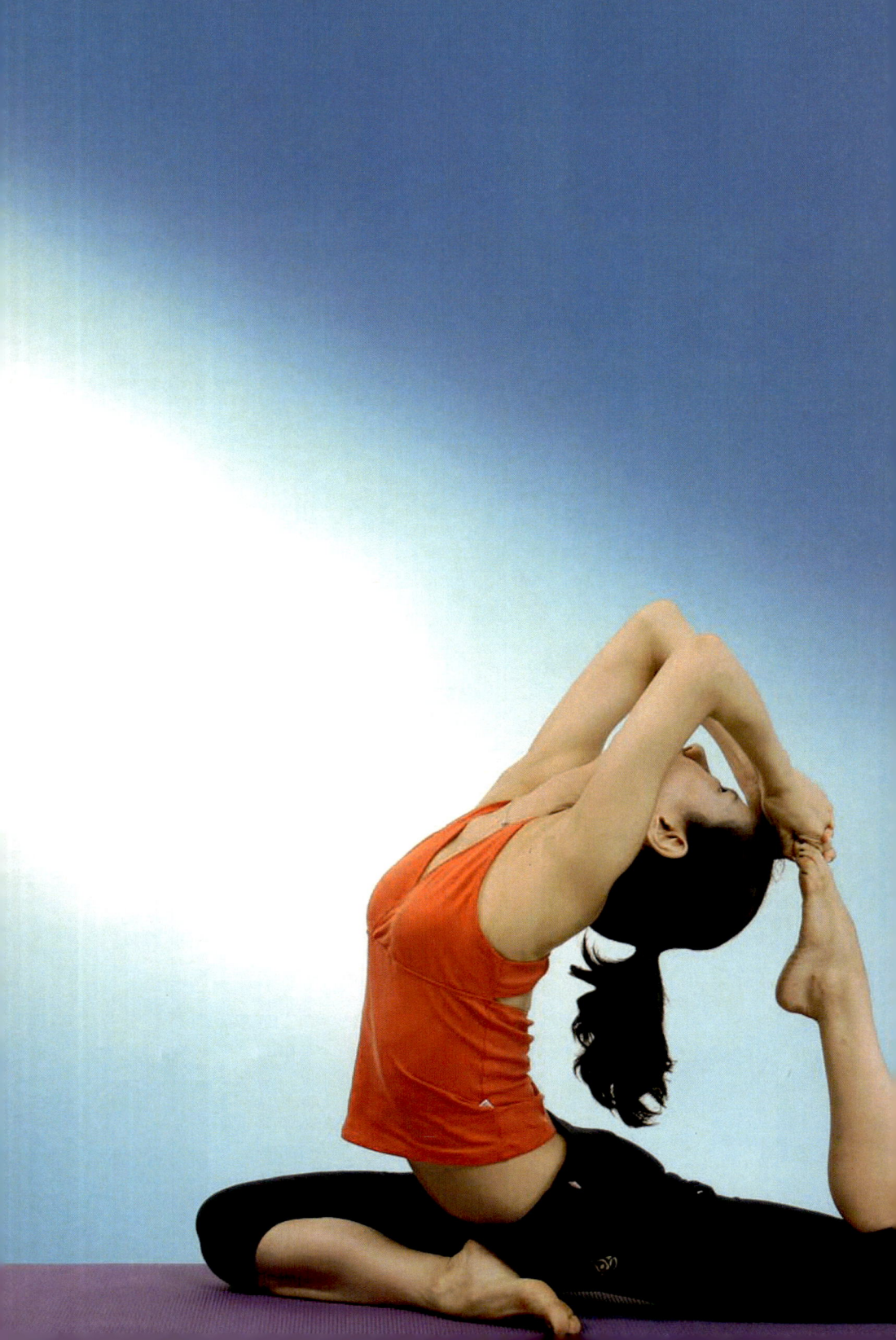

여는 글

저는 요가를 7년째 가르치고 있는 강사입니다. 운동을 전공하고 대학교 때 시작한 요가가 어느새 생활이 되어가고 있습니다. 그러나 아직 더 배우고 더 깨달아야 할 위치에서 이런 글을 쓰게 되는 것에 대해 현직에 계신 많은 요가 선생님들께 조금 송구스러운 마음을 가지며 시작해 봅니다.

제가 처음에 요가를 시작했을 때는 그다지 요가 강사가 많지도, 교육을 하는 협회도 많지 않을 때였습니다. 그래서 항상 더 배움에 목말랐고 좋은 책, 교육이나 강좌를 많이 찾아다녔습니다. 그러나 요즘은 인도나 외국에서 직접 공부를 하고 오시거나 협회도 많이 생기고 좋은 세미나도 많아져서 요가를 하는 한 사람으로서 참 기쁩니다.

요가의 종류도 초기에 비해 참 많아졌습니다. 아쉬탕가, 아헹가, 파워요가, 빈야사, 비니요가, 힐링요가, 지바묵티, 아누사라, 핫요가(비크람), 포레스트요가. 참 종류도 많고 다양합니다. 다들 하타 요가라는 이름 아래 조금 더 전통적이거나 현대 라이프 스타일에 맞춰 조금 더 파워풀 하거나 정적인 나름의 가치와 특색들이 있습니다. 그러나 결국 요가라는 뿌리는 같다고 생각합니다.

핫요가(비크람)는 매력 있는 요가입니다. 꼭 뜨거운 곳에서만 하는 다이어트 요가가 다가 아니라는 것, 나름 26동작과 동작 사이의 연결이 빈야사만큼의 룰을 가지고 있다는 점에 매료되었습니다. 그러나 우리나라는 아직도 핫요가가 '뜨거운 곳에서 하는 요가다'라는 일반인들과 요가 강사님들의 인식에 조금 안타까운 마음에 글을 정리하게 되었습니다.

미리 밝혀두지만 저는 비크람 공인 강사는 아닙니다. 여

러 가지 요가를 가르치고 아직도 배우고 있는 요가인의 한사람으로 제가 배우고 아는 것을 더 나누고자 하는 마음으로 기본적인 동작연결을 정리하였습니다.

 부족한 이글이 핫요가에 권위를 가지고 계신 선생님들께 누가 되지 않았으면 하는 바람과 핫요가가 대중화된 이 시점에서 외국에서 교육을 직접 받지는 못하지만 국내에서 일반인을 교육하시는 선생님들과 요가를 사랑하시는 모든 이에게 도움이 되었으면 하는 바람입니다.

 마지막으로 항상 한결같은 자리에 있어 주시는 프라나의 이승은, 이순홍 선생님께 감사드리며 함께 도와주신 영미 샘, 난영 샘, 안나 샘, 시은 샘, 윤희 언니 그리고 이승경 사장님과 최 이사님 그리고 바바나와 에스 가족들에게 감사드립니다.

2010년 11월
박상혜

차례

여는 글 | 4

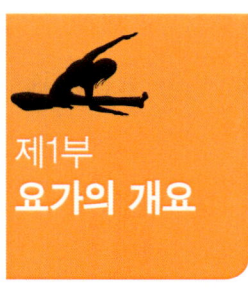

제1부 요가의 개요

요가란 무엇인가? | 12

요가의 종류 간단히 알고 가기 | 14

하타 요가의 하나인 핫요가 | 15

하타 요가의 효과 | 16

하타 요가 수련을 위한 도움말과 주의 사항 | 17

요가 기본 호흡법 몇 가지 알고 가기 | 19

핫요가 | 22

효과적인 핫요가 수련을 위한 숙지사항 | 24

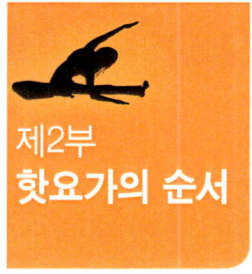

제2부
핫요가의 순서

STEP 1 Standing Deep Breathing | 28

STEP 2 Half Moon Pose with Hands to Feet Pose | 31

STEP 3 Awkward Pose | 36

STEP 4 Eagle Pose | 40

STEP 5 Standing Head to Knee Pose | 43

STEP 6 Standing Bow Pose | 46

STEP 7 Balancing Stick Pose | 49

STEP 8 Standing Separate Leg Stretching Pose | 52

STEP 9 Triangle Pose | 55

STEP 10 Standing Separate Leg Head to Knee Pose | 59

STEP 11 Tree Pose | 62

STEP 12 Toe Stand | 65

STEP 13 Dead Body Pose | 68

STEP 14 Wind-Removing Pose | 71

STEP 15 Cobra Pose | 74

STEP 16 Locust Pose | 77

STEP 17 Full Locust Pose | 82

STEP 18 **Bow Pose** | 85

STEP 19 **Fixed Firm Pose** | 88

STEP 20 **Half Tortoise Pose** | 91

STEP 21 **Camel Pose** | 94

STEP 22 **Rabbit Pose** | 97

STEP 23/24 **Head to knee Pose and Sretching Pose** | 100

STEP 25 **Spine-Twisting Pose** | 104

STEP 26 **Blowing in firm Pose** | 107

부록 | 109

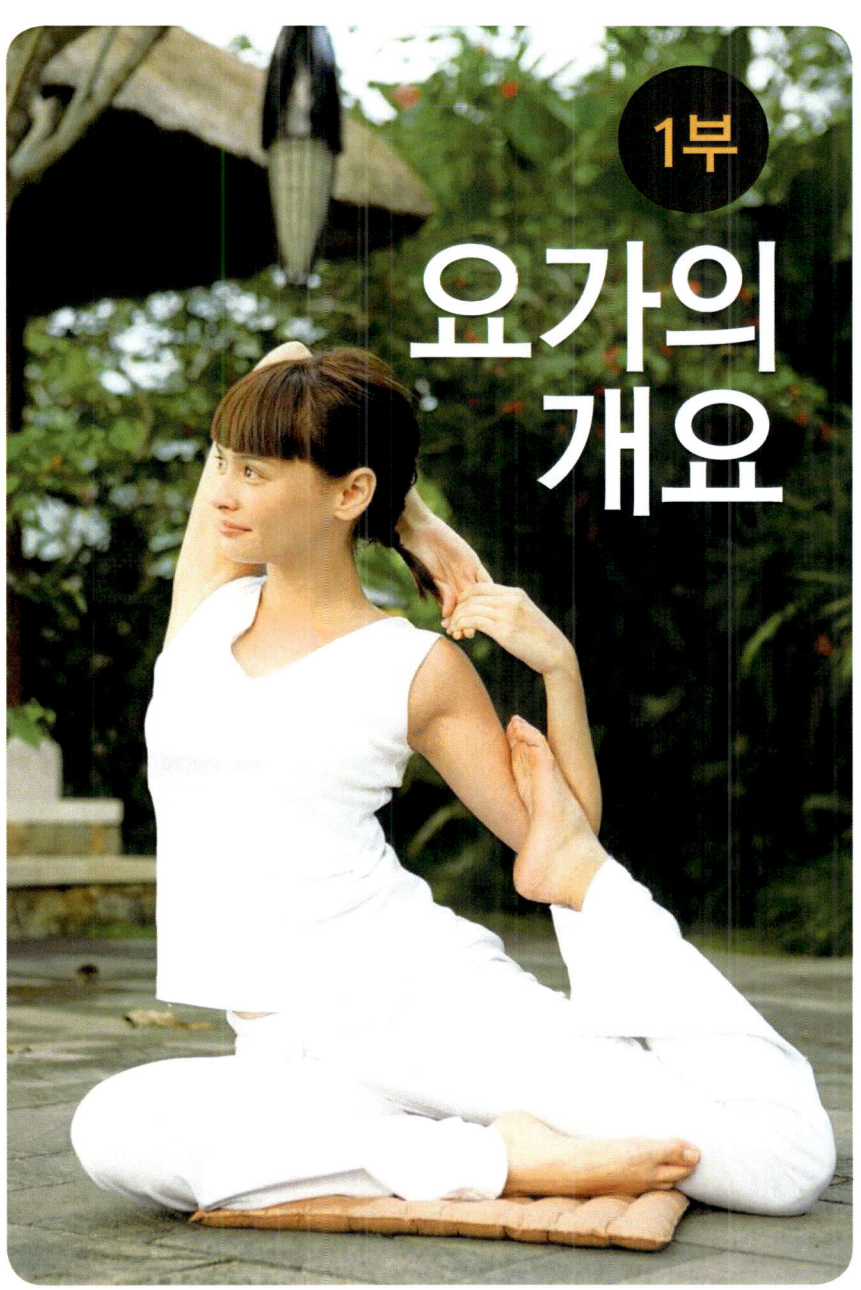

1부

요가의 개요

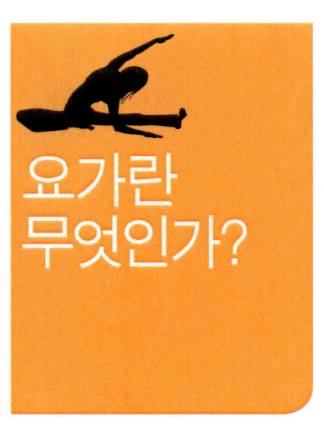

요가란 무엇인가?

　현대의 최근 요가는 심신을 단련하고 몸의 균형을 잡아주는 운동으로서의 의미가 있었다. 특히 요가로 몸매관리와 체중조절에 성공하는 여성들이 늘어나면서 요가를 찾는 사람들의 수가 늘어났다. 그러나 근래에 들어서는 요가는 단순히 운동이 아니라 몸과 마음을 수련하는 것이고 요가를 통해 마음의 평안을 얻는 사람들이 많아지고 있다.

　요가는 약 5000년 전 고대 인도 철학과 과학적인 수련법을 바탕으로 전해져 내려왔다. 요가는 몇 천 년 간 이어진 삶의 철학이자 고대의 과학이며 육체와 정신과 영혼을 통제할 수 있는 지혜의 가르침이다.

　요가라는 말은 인도 고대어의 하나인 산스크리트어에서 기원되었다. 'yoga'는 산크리스트어의 '유즈 yuj'가 어근으로 '말을 마차에 묶다' 또는 '말에 멍에를 씌우다'라는 동사에서 파생된 명사이다. 그래서 요가는 일반 명사로 '결합' 또는 '억제'라는 뜻으로 사용된다. 이는 곧 결합이라든가 영적인 교감을 뜻하기도 한다.

이처럼 요가는 말을 다차에 묶어 통제한다는 뜻에서 몸과 마음을 통제한다는 뜻이 담겨있다. 요가의 전제가 되는 지성, 마음, 감성, 의지를 단련하여 영혼으로부터 자유로워지며 정신이 안정된 상태에 이르는 것을 말한다. 즉, 요가는 마음에서 일어나는 산란심을 없애 마음의 고요함과 평정심을 찾는 것으로 몸과 마음, 그 작용을 다스리는 수련법인 것이다.

요가는 결국 우리 자신의 진정한 본성에 대한 직접적인 깨달음이라는 삶의 최고 목표로 이끈다.

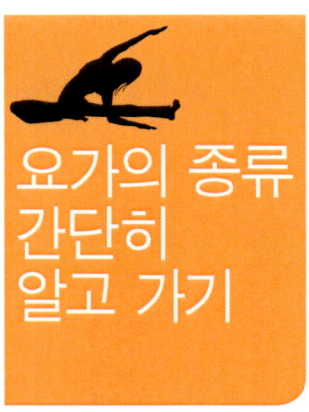

요가의 종류 간단히 알고 가기

- **하타요가(Hatha Yoga)** | 인간의 육체적, 생리적인 면을 중시하는 요가(아엥가, 빈야사, 아쉬탕가요가, 비니요가, 핫요가(비크람), 아누사라, 지바묵티, 일반 하타요가가 여기에 속한다.)
- **라자요가(Raja Yoga)** | 인간의 심리적, 정신적인 면을 중시하는 요가
- **즈나나요가(Jnana Yoga)** | 지식 연구로 내면을 탐구하고 지혜를 일깨우는 요가
- **박티요가(Bhakti Yoga)** | 사랑과 봉사와 헌신을 통해 깨달음을 얻는 요가
- **카르마요가(Karma Yoga)** | 모든 행위의 인과법칙을 깨닫고 행동하는 요가
- **만트라요가(Mantra Yoga)** | 소리의 힘을 이용하여 심신을 정화하는 요가

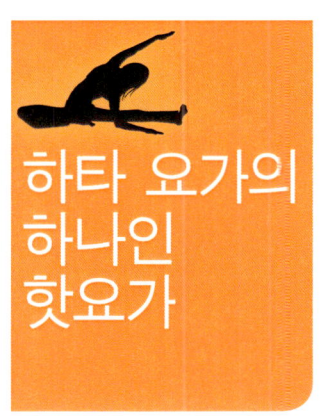

하타 요가의 하나인 핫요가

    하타 요가는 인간의 육체적, 생리적인 면을 중시하는 요가로 육체를 편안하고 안정된 상태가 되게 하여 잠재적 능력을 발산하는데 중점을 두는 요가이다. 더불어 하타 요가는 자아를 자각하며 마음의 평온을 찾고 내부세계를 발견하는 것을 목표로 하는 라자 요가로 가는 준비단계이기도 하다. 핫요가는 이러한 전통요가를 바탕으로 현대적인 생활 방식에 접목된 하타 요가의 하나이다.

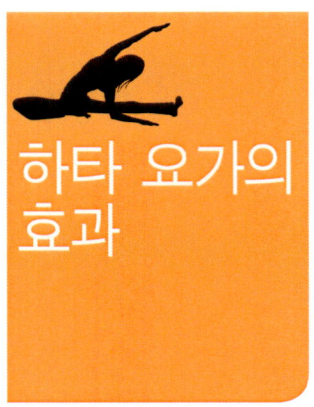

하타 요가의 효과

- ✅ 올바른 수련은 가벼운 마음과 육체에 활력을 준다.
- ✅ 수련 동안에 집중력과 인내심을 갖게 한다.
- ✅ 잘못된 습관과 자세를 바꿔 몸의 균형을 회복시킨다.
- ✅ 규칙적인 연습과 호흡을 통해 몸의 근력과 유연성을 향상시킨다.
- ✅ 몸무게를 줄여준다.
- ✅ 스트레스를 줄이고 숙면에 도움이 된다.
- ✅ 만성적인 질병이나 상해를 예방한다.
- ✅ 심장과 폐의 능력을 향상시키며 몸의 모든 시스템을 사용한다.
- ✅ 지속적인 수련은 수련자의 식생활과 외모를 변화시키며 인격을 단련시킨다.

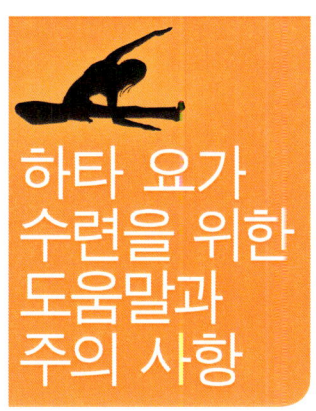

하타 요가 수련을 위한 도움말과 주의 사항

- 욕심을 내지 않고 꾸준히 반복한다.
- 아사나(동작)수련 전 방광과 장을 비워야 하며 공복으로 수련한다(공복이 힘들면 그 전에 차나, 따뜻한 우유 한 잔 정도는 무난하다).
- 식후 4시간 경과한 후 아사나를 수련할 수 있으며 음식섭취는 아사나 완료 후 30분이 지나야 한다.
- 아사나는 목욕 후 수행이 더 쉬워지며 아사나를 마친 후 샤워는 약 15분이 지난 후에 하는 것이 좋다.
- 아사나 수련시간은 해 뜰 무렵과 해 질 무렵이 좋다.
- 모든 아사나에서 호흡은 입이 아니라 콧구멍으로 행해져야 한다.
- 아사나를 하고 나서 최소 10~15분 사바아사나(송장자세)로 눕는다.

- ✅ 바닥이 있는 곳에서 수련을 하며 담요나 매트를 깔고 수련한다. 분만 후 한 달 동안은 아사나를 하지 않는다.
- ✅ 생리기간에는 아사나를 피하며 물구나무서기는 절대로 하지 않는다. 단, 받다 코나아사나(앉아서 나비자세), 우파비스타 코나아사나(박쥐자세), 비라아사나(앉아서 영우자세), 파스치모타나 아사나(앉아서 양발 앞으로 펴서 전굴 자세), 자누 지르사아사나(앉아서 한 발 접고 발끝잡기)는 도움이 된다.

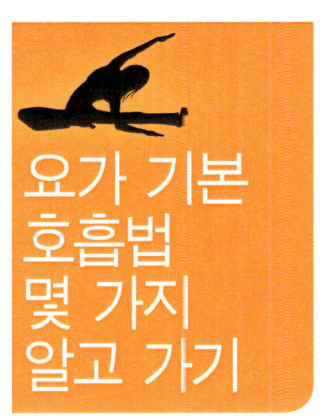

요가 기본
호흡법
몇 가지
알고 가기

호흡이 자연적인 리듬으로 돌아가면 내적인 긴장이 완화되고 스트레스에 따르는 통제력 상실이 감소되면서 신경계가 균형을 잡게 된다. 그러면 우리의 몸과 마음은 자연스럽게 편안해진다. 또한 깊은 호흡은 편안한 이완뿐 아니라 마음에 집중하는 힘을 기르고 명상에 도움이 된다.

✅ 횡격막호흡(복식호흡-기본호흡)

복부와 등 근육을 이용하여 허리를 바로 세워 앉는다. 손은 무릎이나 허벅지 위에 두고 척추를 부드럽게 세워 앉는다. 들이시는 숨에 복부가 팽창되고 갈비뼈 사이가 확장되며 부풀고 쇄골과 어깨가 넓게 확장된다(횡격막 내려감). 내쉬는 숨에 복부가 척추 뒤쪽으로 당겨지고 갈비뼈 사이사이가 좁아지고 내려가며 쇄골과 어깨가 좁아지게 된다(횡격막 올라감).

✅ 완전호흡(이완 및 휴식 시)

완전호흡은 횡격막, 가슴, 쇄골 3가지 호흡 형태를 이룬다. 이 세 기관들을 체계적으로 함께 작용하여 폐를 최대한 확장시킨다.

횡격막 | 가장 아래쪽으로 끌어내려 혈액과의 가스 교환이 최대로 이루어지게 한다(송장자세에서 이루어질 때 흉곽은 움직이지 않으며 복부가 팽창한다).

가슴 | 가슴과 폐 중앙을 확장시키며 갈비뼈 사이사이에 위치한 늑간이 움직인다.

쇄골 | 폐 가장 윗부분을 채우기 위해 목과 어깨 근육을 이용한다.

송장자세로 누워 편안하게 횡격막 호흡을 한다. 이때 숨을 멈추지 말고 고르게 숨을 쉰다. 횡격막을 이용해 숨을 들이쉬고 폐의 아랫부분을 채우고 복부를 확장시켜서 완전 호흡을 한다. 횡격막이 더 이상 수축할 수 없을 때 가슴을 확장시키며 계속 숨을 들이쉰다. 마지막으로 가슴이 완전히 확장되었을 때 지나친 긴장감 없이 상체 가장 윗부분에 있는 근육과 목으로 위치를 옮긴다. 반대로 내쉰다(복부-가슴-쇄골 마시는 숨, 쇄골-가슴-복부 내쉬는 숨).

✅ 웃자이 호흡(승리호흡-깊은 호흡)

편안한 좌법으로 앉는다. 물라반다를 하면서 숨을 복부와 가슴 위까지 가득 마시고 어깨와 가슴의 긴장을 풀고 잘란다라 반다를 하며 숨을 참는다. 숨을 참다가 내쉬기 직전에 우디아나 반다를 행한 후 숨을 참다가 긴장을 풀고 아랫배를 의식하며 숨을 내쉰다(호흡은 코로 하지만 콧구멍보다 목구멍 뒷부분으로 숨이 지나가는 것에 집중한다. 입천장과 목구멍을 부드럽게 이완하고 빨대로 호흡을 마시고 내쉬듯 천천히 호흡한다).

✅ 카팔라바티(정뇌호흡)

카팔라바티는 힘 있게 숨을 내쉬고 천천히 수동적으로 숨을 들이쉬는 것을 안정적이게 반복한다. 날숨은 복부를 안쪽으로 강하게 끌어당긴 뒤에는 복근이 이완되며 날숨의 힘의 반동으로 호흡은 폐로 자연히 흐르게 된다. 들숨은 부드럽게 자연히 일어나서 다음번 복부 수축을 위해 호흡을 준비하며 다시 복부를 수축하면 공기는 코를 통해 밖으로 나간다(*핫요가의 카팔라카티는 입으로 내쉰다).

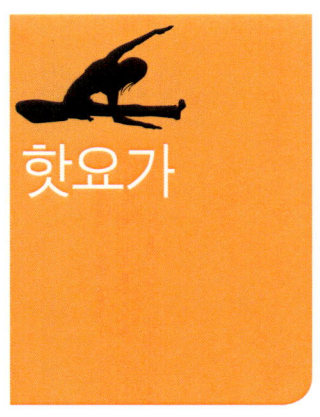

핫요가

　핫요가는 현대의학적인 방법을 전통적인 요가에 접목한 하타 요가의 하나이다. 핫요가는 인도 캘커타에서 태어나고 1973년 Los Angeles에 요가 학교를 연 비크람 초우드리(Bikram Choudhury)가 스승인 비누고쉬(Bishnu Ghosh)의 가르침과 수년 동안의 연구로 만들어낸 요가이다.
　핫요가의 정식명칭은 비크람 요가이며 고온 다습한 인도의 환경을 접목한 38도의 전용 스튜디오에서 26가지의 동작과 두 가지 호흡법으로 이루어진다.
　전용 스튜디오에서 90분 동안 이루어지는 26가지 동작(아사나)의 핫요가는 근육을 따뜻하게 함으로써 근육의 수축과 이완 운동을 더욱 효과적으로 만들고 질병과 부상을 예방하며 보다 높은 운동 효과를 얻을 수 있게 고안되었다.
　핫요가는 땀을 많이 흘림으로써 체내의 독소와 노폐물을 배출시

커 피부미용에도 효과적이다. 따뜻한 온도는 심혈관 시스템을 향상시키고 세포에 자극을 주며 면역체계를 강화시킨다. 이것은 노화를 지연시키고 몸의 균형을 유지하게 하며 체지방을 감소시키는 역할을 돕는다. 또한 우리의 몸을 유연하게 하고 강하게 집중하고 목표 동작을 성취함으로써 스트레스를 줄이는데 도움이 된다.

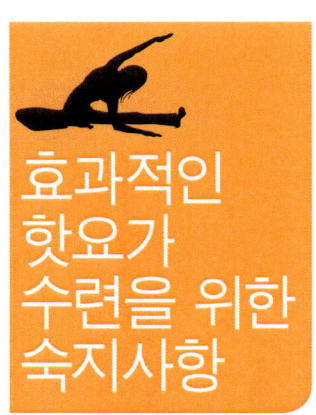

효과적인 핫요가 수련을 위한 숙지사항

 핫요가를 처음 접하는 분은 많이 어렵다거나 수업 진행 방식이 다소 빠르다는 생각이 들 수 있다. 그러나 주어진 지시에 귀를 기울이고 규칙적이고 반복적으로 꾸준히 연습한다면 자세는 점차 완벽하게 완성 될 것이다. 또한 온몸의 근육과 관절은 처음 시작할 때보다 부드러워지는 것을 느끼게 되고 몸과 마음은 강해질 것이다.
 모든 동작은 자신의 운동 능력의 최대치를 사용하며 주어진 지시대로 동작을 만들려고 노력하면 된다. 처음부터 완벽하게 동작을 만들려고 할 필요는 없다.
 각각의 동작을 완성할 수 있도록 노력하는 과정과 그 목표를 완성하려고 노력하는 시간 또한 수련의 한 과정이다. 강한 체력과 꾸준한 노력, 적당한 휴식, 규칙적인 연습과 호흡을 효율적으로 진행할 때 우리의 몸은 더 많이 변화하고 마음은 편안함을 느낄 것이다.

- 동작을 완성 후 고정 자세를 10~20초 유지해야 한다. 규칙적인 연습과 호흡, 휴식을 반복한다. 각각의 동작과 세트 사이에 10~20초의 휴식시간은 피를 통해 몸의 각 부분에 산소를 공급하고 동시에 완전하게 휴식을 취할 수 있게 한다.
- 초보자는 정확한 동작, 스트레칭, 휴식을 충분히 반복한다. 초보자들은 몸과 마음을 의식할 수 있도록 집중력을 향상시킨다.
- 모든 동작은 2번 반복한다(one set인 동작도 몇 동작 있다). 첫 세트는 몸을 데워주고 두 번째는 더 깊이 들어갈 수 있게 해준다.
- 올바르고 정확한 동작을 위해 주어지는 지시에 따라 몸을 움직여야 한다. 다른 요가에 비해 지시사항이 다소 많고 빠르게 느껴질 수 있으나 수업 자체는 마음을 정적으로 유지하여 임해야 한다.
- 대부분의 자세는 평범하게 숨을 쉰다(26번은 카팔라바티). 각각의 동작을 시작하면서 할 수 있는 최대한 들이마셔서 폐를 채우도록 하고 동작에 다다르면 완전히 내뱉는다(요가 숙련자 중 웃자이 호흡이 가능한 사람은 깊은 호흡을 위해 웃자이 호흡을 사용해도 좋을 것이다).

  호흡은 바른 자세를 만들며 마음이 안정되게 도와주며 집중력을 높인다. 그리고 심폐의 기능을 향상시키며 기관들을 깊게 자극하고 운동을 촉진시킨다. 편한 동작은 부드럽게 호흡하고 어렵거나 강한 동작은 더 편안하고 깊게 호흡하여야 에너지의 흐름을 원활하게 해준다.
- 상반신의 안정을 유지하지 못하는 동작, 특히 척추를 구부리는

동작은 자세를 안전하게 유지하기 위해서 마시고 내쉬는 숨을 80대 20으로 유지한다.
- ✅ 거울을 앞에 두고 동작이 진행되어야 하며 매트 바닥에 누웠을 때(사바아사나)는 거울을 등지고 눕는다. 거울은 몸 전체를 객관적으로 볼 수 있게 도와주고 정확한 동작과 바른 몸을 유지하는데 도움이 된다.
- ✅ 최대한의 효과를 위해 38도 환경에서 수련한다.

> **38~40도의 효과**
> ① 따뜻한 온도는 몸을 데우고 관절을 부드럽게 만들어 더 넓은 범위의 스트레칭을 가능하게 하고 부상을 적게 만든다.
> ② 따듯한 온도는 신경 시스템이 잘 작용되도록 돕고 열에 반응함으로써 심혈관 시스템(심장, 폐)을 향상시키고 면역체계를 강화시킨다.
> ③ 따뜻한 온도는 체내의 지방 분해를 촉진시키는데 도움을 준다.
> ④ 피부를 통해 땀과 노폐물을 배출하고 해독과정에 도움을 준다.
> ⑤ 도전적인 환경을 통해 의지력을 강화하고, 자기 절제와 집중력을 강화시킨다.

- ✅ 편안한 옷을 입지만 되도록 자세가 잘 보일 수 있는 옷(타이트한 옷)을 착용한다.
- ✅ 땀 흡수와 자세 고정 시 마찰력에 도움이 되는 큰 타월을 매트 위에 깔고 시작한다.
- ✅ 충분한 수분 섭취를 위한 물과 땀을 닦을 수 있는 수건을 준비한다.

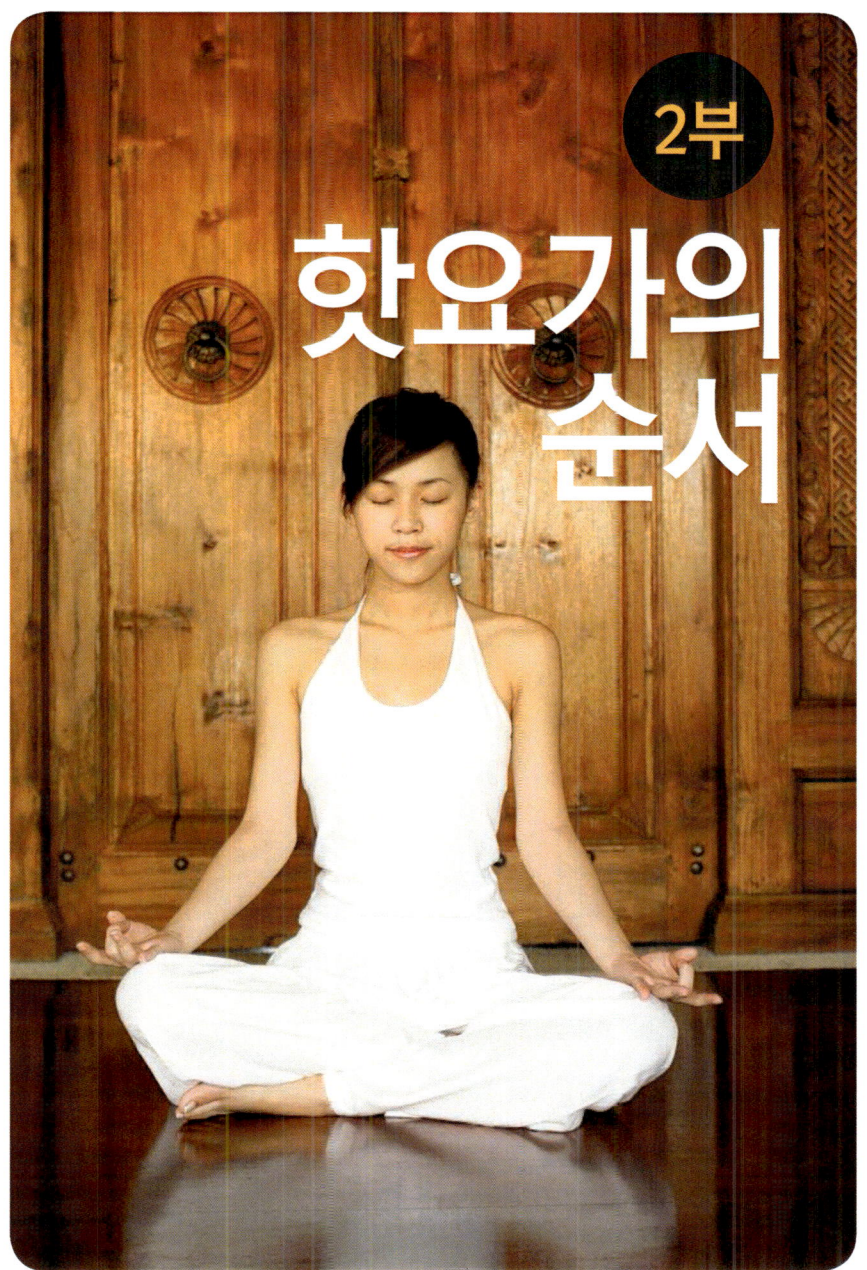

2부
핫요가의 순서

STEP 1 Standing Deep Breathing

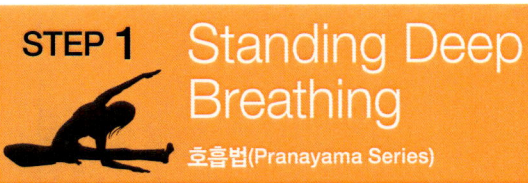

호흡법(Pranayama Series)

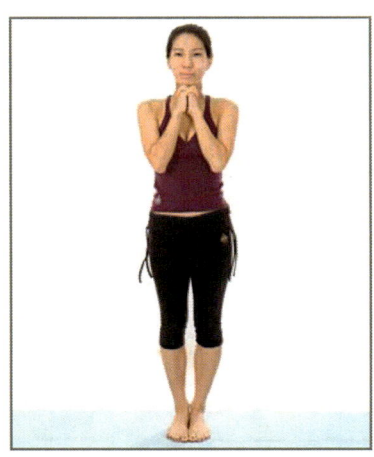

✅ 아사나 설명

- 뒤꿈치와 엄지발가락은 붙여 양발을 모으고 서서 시선은 거울 속의 자신을 바라본다.
- 양손을 교차하여 깍지를 끼고 손바닥을 마주한 상태에서 깍지 낀 손가락을 얼굴 턱 아래로 가져간다.
- 팔꿈치는 모은 상태로 유지, 깍지 낀 손가락과 턱을 접촉시켜 호흡법 내내 유지한다.
- 양손을 깍지 잡은 상태로 천천히 팔꿈치를 올려서 갈매기의 날개처럼 만들면서 6카운트 동안 가능한 많은 공기를 들이마

신다. 이때 팔을 최대한 올려 마지막 목표는 양팔이 귀에 닿을 수 있도록 한다. 턱을 약간 아래로 내리면서 양손가락에 저항을 준다.
- 마시는 호흡에 모든 공기가 폐 속으로 이동하여 가득 차게 되면 입을 조금씩 열어 머리를 뒤로 젖히면서 손과 턱을 유지한 상태로 손목과 팔과 팔꿈치를 차례로 올린다.
- 깍지 낀 손을 그대로 유지하며 턱을 밀어내는 듯 6카운트 동안 계속 내쉰다. 이때 팔꿈치와 손목, 팔, 그리고 젖혀진 얼굴이 하나의 직선을 이루게 하고 천장과 평행이 되도록 만든다.

> Inhale-Exhale 호흡 10번 반복.
> ※Second set 호흡 10번 반복.

✅ 효과

- 기관지염, 폐기종, 천식, 숨가쁨 등의 호흡상의 문제를 해결한다.
- 천천히 깊게 호흡함으로써 폐의 용량을 확장하고 몸 전체의 호흡량을 증가시키는 효과가 있다.
- 움직임에 필요한 근육과 몸 전체를 깨우는 역할을 하므로 다른 동작 전에 반드시 해야 한다.

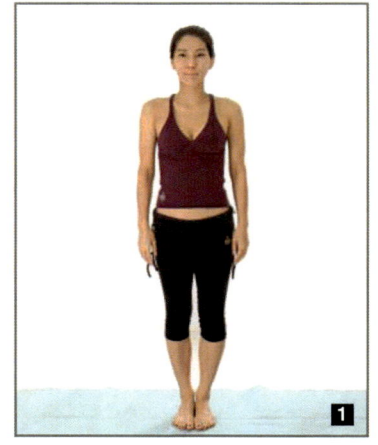 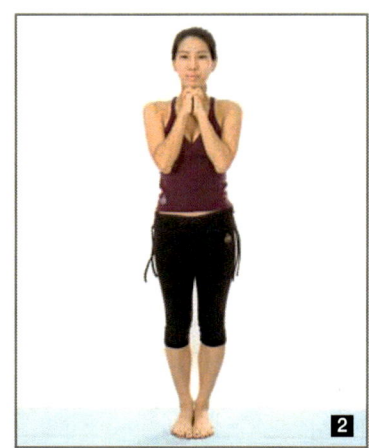

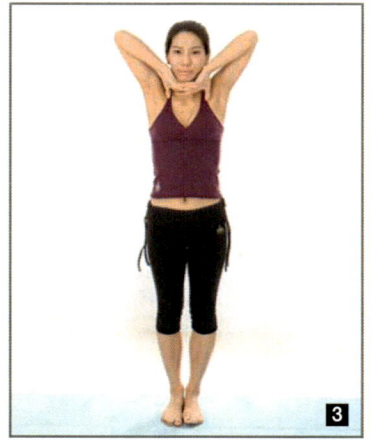 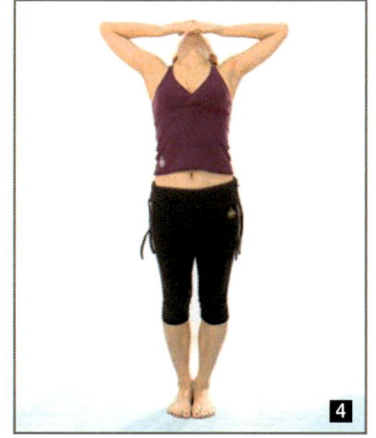

1. Standing deep breathing
① 뒤꿈치와 엄지발가락을 붙여 양발을 모으고 선다.
② 깍지 잡은 두 손을 턱 아래로 가져간다.
③ 마시는 숨에 양손을 깍지 잡은 상태로 팔꿈치를 귀 끝으로 가져온다(6카운트 유지).
④ 내쉬는 숨에 머리를 뒤로 젖히면서 팔꿈치와 손목, 턱을 수평으로 유지하였다가 턱, 손목, 팔꿈치 순으로 제자리로 돌아온다.

호흡Tip 호흡을 마실 때 코뿐만 아니라 목안의 성대를 열어 공기를 폐에 가득 채우고 내쉴 때는 입을 벌린 상태로 아랫배를 당겨 끝까지 내쉰다.

동작순서 1-2-3-4-2-1

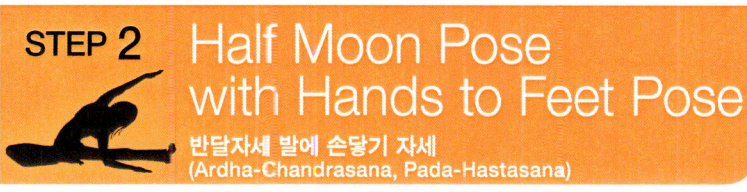

STEP 2 — Half Moon Pose with Hands to Feet Pose
반달자세 발에 손닿기 자세
(Ardha-Chandrasana, Pada-Hastasana)

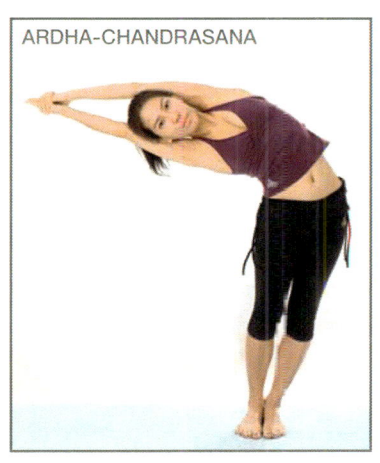

ARDHA-CHANDRASANA

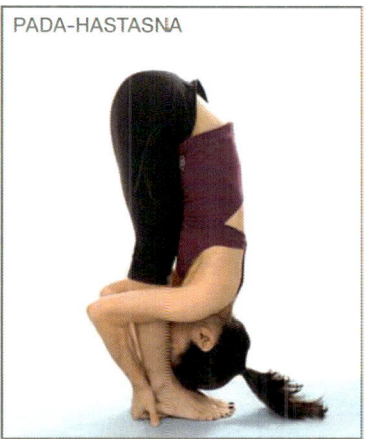

PADA-HASTASNA

✅ 아사나 설명

ARDHA-CHANDRASANA

- 양발을 모으고 선다. 팔을 곧게 뻗고 양손을 단단히 깍지 끼고 검지만 펴서 천장을 가리킨다.
- 팔을 곧게 펴고 팔꿈치를 잠근 상태로 양팔을 귀를 조이듯 하고 온몸을 위쪽으로 늘인다.
- 머리는 들고 시선은 정면의 한 곳을 바라보며 몸통을 최대한 천장으로 늘인다.

① Right side
- 오른쪽 방향으로 구부리며 몸 전체가 정면을 향하도록 유지하고 왼쪽 어깨를 뒤로, 오른쪽 어깨를 앞으로 밀어주고 팔은 계속 곧게 펴 팔꿈치를 잠그고 턱은 가슴으로부터 7cm 유지한다.
  이때 골반은 정면을 향하고 왼쪽 힙은 반대방향(왼쪽)으로 밀어준다.
- 10 카운트 유지하며 정상 호흡한다.
- 제자리 중앙으로 돌아온다.
- 몸통을 최대한 위로, 팔꿈치 펴고 손바닥 붙이고 엄지손가락만 편다.

② Left side
- 왼쪽 방향으로 구부리며 몸 전체가 정면을 향하도록 유지하고 오른쪽 어깨를 뒤로, 왼쪽 어깨를 앞으로 밀어주고 팔은 계속 곧게 펴 팔꿈치를 잠그고 턱은 가슴으로부터 7cm 유지한다.
- 이때 골반은 정면을 향하고 오른쪽 힙을 반대방향(오른쪽)으로 밀어준다.
- 10 카운트 유지하며 정상 호흡한다.
- 제자리 중앙으로 돌아온다.
- 몸통을 최대한 위로, 팔꿈치 펴고 손바닥 붙이고 엄지손가락만 편다.

PADA-HASTASNA

③ Bark bend
- 호흡을 마시고 참은 후에 천천히 목을 떨어뜨리고 골반을 앞으로 내밀며 팔을 뒤로 내쉬면서 후굴 상태를 유지한다. 허벅지, 배, 힙을 최대한 앞으로 밀고 체중은 뒤꿈치에 실어 유지한다.
- 10 카운트 유지하며 정상 호흡한다.
- 제자리 중앙으로 돌아온다.
- 몸통을 최대한 위로, 팔꿈치 펴고 손바닥 붙이고 엄지손가락만 편다.

④ Forward bend
- 고관절을 축으로 꼬리뼈를 위로 올리며 손끝부터 엉덩이까지를 한 덩어리로 생각하며 전굴한다.
- 양손을 바닥에 짚은 후 상체를 구부린 상태에서 무릎을 좌우로 굽혔다 폈다 반복한다.
- 양쪽 무릎을 굽혀서 엉덩이가 뒤꿈치에 닿을 때까지 앉았다 일어났다를 반복한다.
- 팔을 다리 뒤에서 손가락을 뒤꿈치 밑으로 넣고 양팔로 종아리를 감싸며 배와 허벅지를 밀착, 가슴은 무릎, 얼굴은 정강이, 상·하체를 완전히 밀착시킨다.
- 내쉬는 호흡에 집중하며 유지한다.
- 10 카운트 유지하며 정상 호흡한다.
- 제자리 중앙으로 돌아온다.

• 몸통을 최대한 위로, 팔꿈치 펴고 손바닥 붙이고 엄지손가락만 편다.

※Second set

✅ 효과

1. Pose
   • 몸 중앙과 복부의 근육을 강화, 복직근, 광배근, 복사근, 삼각근, 승모근의 근력강화 및 유연성을 향상시킨다.
   • 척추의 유연성을 증가시킨다.
   • 신장, 간장, 비장의 기능을 확대하고 촉진시킨다.
   • 위장병과 소화력 증진에 좋다.
   • 허리, 둔부, 복부, 허벅지 등의 균형과 탄력을 향상시킨다.

2. Pose
   • 척추의 유연성이 증가하고 척추신경이 활기를 찾는다.
   • 좌골신경에 자극을 준다.
   • 하체의 문제점 개선과 탄력과 균형을 잡아준다.
   • 다리의 근육, 인대, 건을 강화하고 혈액순환 개선에 도움이 된다.
   • 둔부, 복사근, 삼각근, 승모근 등을 강화한다.

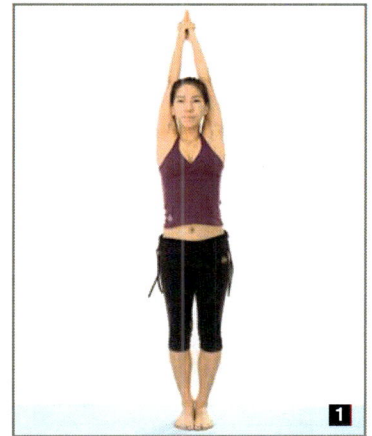
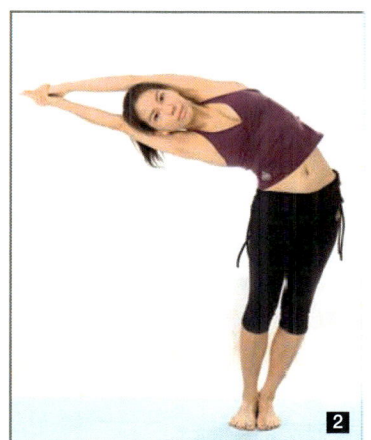
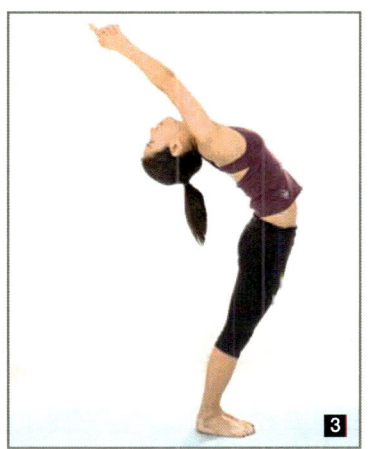
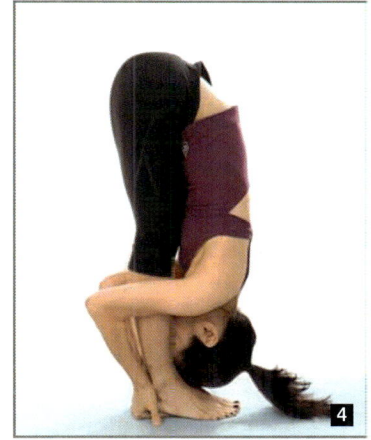

2. Haif moon pose with hands to feet pose

① 양발을 모은 후 양손을 깍지 낀 상태로 두 번째 손가락만 펴서 천장을 향해 뻗어 올린다. 이때 팔꿈치가 귀 뒤로 완전하게 뻗는다.
② 몸 전체가 정면을 향한 상태로 옆으로 몸통을 구부린다. 이때 팔꿈치는 편 상태로 윗어깨를 정면으로 더 보여주고 바깥쪽의 힙을 바깥쪽으로 더 밀어준다. 체중은 뒤꿈치에 싣는다.
③ 내시는 숨에 목을 뒤로 떨어뜨리고 골반을 앞으로 내밀면서 손끝을 뒤로 넘긴다. 이때 체중은 뒤꿈치에 어깨의 힘을 빼주고 눈을 크게 뜬다.
④ 양 손바닥을 뒤꿈치 뒤에서 밑으로 집어넣고 몸통과 다리를 밀착하고 양 팔꿈치가 두릎 뒤에서 완전히 밀착되도록 노력한다.

동작순서 1-2(오)-1-2(왼)-1-3(뒤)-1-4(앞)-1

STEP 3　Awkward Pose

불편한 의자자세(Utkatasana)

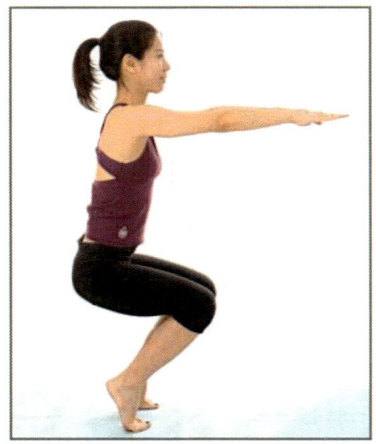

✓ 아사나 설명

A

- 양발을 15cm 벌리고 뒤꿈치와 발가락을 평행하게 만든다. 양팔 간격도 똑같이 유지하며 지면과 평행하게 손가락을 모은다.
- 시선은 한 곳에 고정하고 모든 의식을 그곳에 집중하고, 무릎의 간격도 동일하게 유지하며 허벅지의 아랫부분이 지면과 평행을 이루도록 앉는다.
- 체중은 뒤꿈치에 싣고 허리를 펴고 뒤로 넘어가기 직전까지 뒤로 체중을 싣는다.

- 10 카운트 유지하며 정상 호흡한다.
- 무릎을 펴고 일어선다.

B

- 발가락으로 최대한 높이 선다.
- 뒤꿈치를 최대한 올리며 무릎을 절반 정도만 굽힌다.
- 허리는 곧게 펴고 허벅지 아랫부분이 지면과 평행을 이루도록 한다.
- 10 카운트 유지하며 정상 호흡한다.
- 뒤꿈치를 착지하고 제자리로 돌아온다.

C

- 뒤꿈치를 조금 들고 무릎은 붙인다.
- 허리는 펴그 엉덩이가 뒤꿈치에 닿을 때까지 천천히 내려간다.
- 10 카운트 유지하며 정상 호흡한다.
- 내려온 동작 그대로 천천히 올라간다.
- 뒤꿈치를 착지하고 제자리로 돌아온다.

※Second set

✅ 효과

- 다리근육강화 및 하체 혈액순환을 돕는다.
- 발목, 무릎을 강화시킨다.
- 류머티즘, 관절염, 디스크, 요통에 좋다.
- 집중력을 증가시키고 복부강화에 도움이 된다.

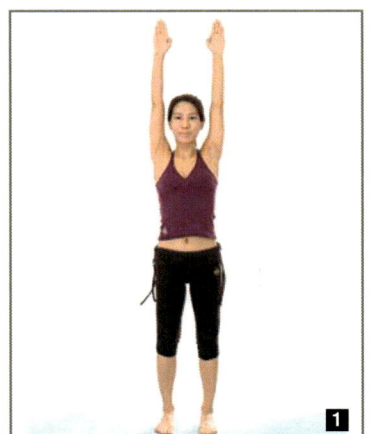
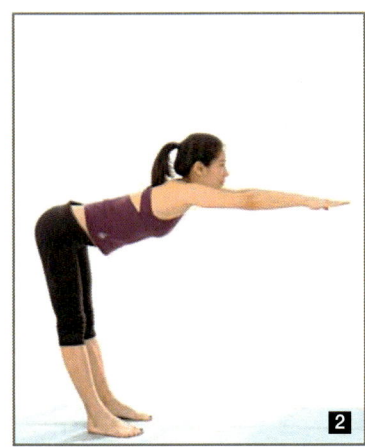
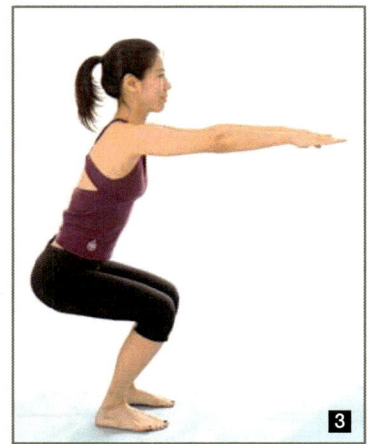
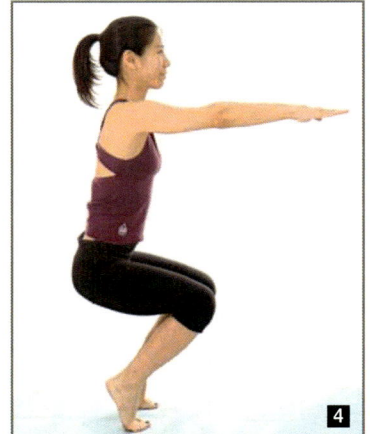

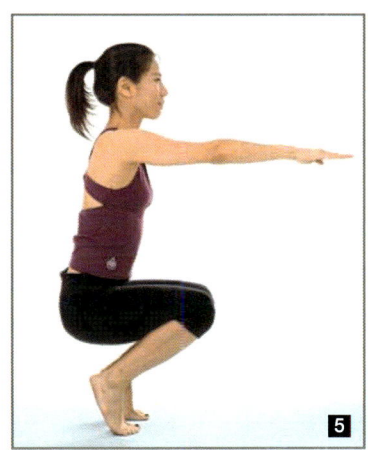

3. Awkward pose
① 양발을 8인치 벌려 뒤꿈치와 발가락을 평행하게 만든다. 열 손가락을 모은 후 천장으로 양손을 완전하게 뻗는다.
② 척추를 곧게 편 상태로 상체를 구부려 몸을 90도를 만든다.
③ 무릎을 굽히고 엉덩이를 낮춰 으자자세로 만든다.
④ 양팔을 앞으로 나란히 하고 발가락으로 최대한 높이 서고 무릎을 굽혀 허벅지 아랫부분이 지면과 평행하게 만든다. 허리를 바르게 편다.
⑤ 양팔을 앞으로 나란히 하고 뒤꿈치를 들고 무릎을 붙인 상태에서 허리를 펴고 엉덩이가 뒤꿈치에서 10cm 떨어질 수 있도록 유지한다. 이때 무릎 사이를 서로 밀어준다.

전체Tip 무릎에 매달리지 말고 아랫배와 괄약근을 조이고 발목을 조인다.

STEP 4 Eagle Pose

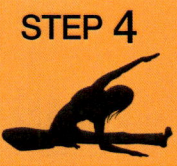

독수리자세(Garurasana)

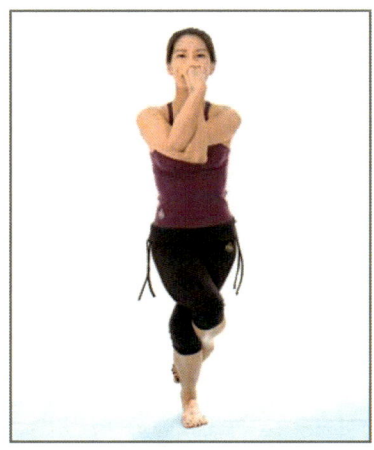

✅ 아사나 설명

START : 오른손 아래, 오른발 위

- 양발을 모으고 양팔을 벌리고 오른팔이 왼팔 밑으로 팔꿈치를 크로스 한다.
- 밧줄처럼 양팔을 비틀어 양손 바닥이 완벽히 맞닿을 수 있도록 한다.
- 코앞에 엄지손가락이 위치하도록 하며 턱은 당기고 어깨는 낮추며 양팔을 아래로 당긴다.
- 허리를 펴고 무릎은 15cm정도 굽혀서 시선을 한 곳에 집중하

- 며 중심을 유지한다.
- 체중을 왼쪽 다리로 옮겨 오른쪽 다리를 비틀고 오른발은 왼쪽 종아리에 걸어 밧줄처럼 만든다.
- 지탱하는 다리의 무릎을 굽히고 허리는 펴고 힙은 정면을 보도록 하고 팔꿈치는 아래로 더 깊게 내린다.
- 10 카운트 유지하며 정상 호흡한다.
- 처음 자세로 돌아온다.

※왼손아라, 왼발 위 - 동일하게
※Second set 호흡 10번 반복.

✅ 효과

- 깨끗한 혈액을 성기관과 신장에 공급한다.
- 골반, 무릎, 발목 유연성을 향상 시킨다.
- 광배근, 승모근, 삼각근 강화한다.
- 어깨 경직 풀고 유연성을 향상시킨다.

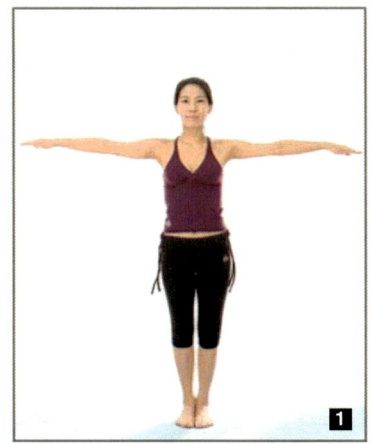
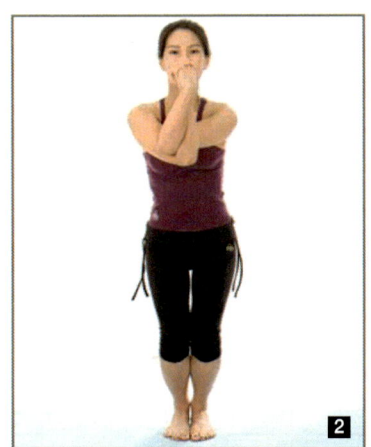
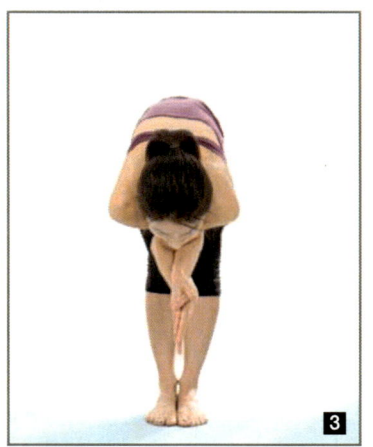
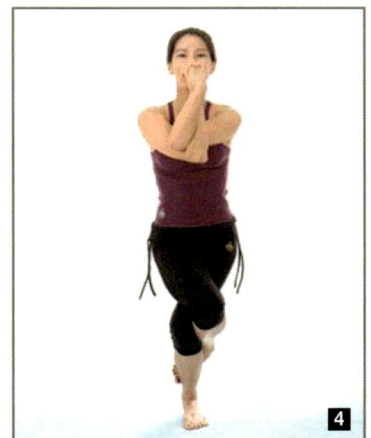

4. Eagle pose
① 양발을 모으고 양팔을 벌리고 선다.
② 상체를 앞으로 구부려 한쪽 팔꿈치를 다른 팔꿈치 아래로 크로스 한다.
③ 밧줄처럼 양팔을 비틀어 양손 바닥이 완벽히 맞닿을 수 있도록 한다. 허리를 펴고 무릎은 6인치 정도 굽혀서 시선을 한 곳에 집중하며 중심을 유지한다.
④ 지탱하는 다리의 무릎을 굽히고 허리는 펴고 힙은 정면을 보도록 하고 팔꿈치는 아래로 더 깊게 내린다. 이때 코앞에 엄지손가락이 위치하도록 하며 턱은 올리고 어깨는 낮추며 양팔을 아래로 당긴다.

완성Tip 독수리자세를 완성 후 하체자세를 더 낮춘다.

동작순서 1-2(오른손아래)-3(오른쪽다리위)-4-1-2(왼손아래)-3(왼쪽다리위)-4-1

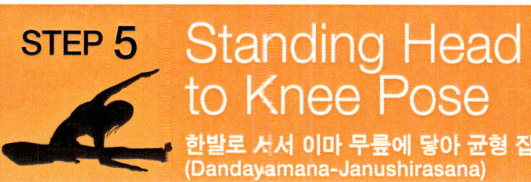

STEP 5 Standing Head to Knee Pose
한발로 서서 이마 무릎에 닿아 균형 잡기
(Dandayamana-Janushirasana)

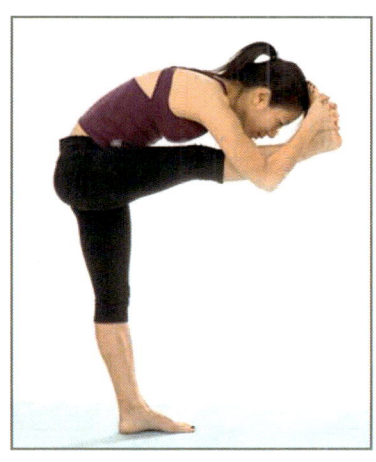

✅ 아사나 설명

Right

① 양발을 모으고 선다. 오른발을 들고 양손으로 오른발을 잡는다.

양손을 깍지 끼고 발가락 밑 부분을 잡는다.

엄지손가락은 엄지발가락을 감싼다.

지탱하는 발은 무릎을 완전히 잠근 상태에서 편다.

② 오른발은 지면과 평행하게 하고 팔꿈치를 구부려 수직 아래쪽으로 당겨 내린다.

양손을 이용하여 발가락은 몸 쪽으로 당기고 뒤꿈치는 앞으로 민다. 이때 양쪽무릎을 잠근다.

③ 바닥의 한 곳을 응시하고 팔꿈치를 아래쪽으로 향하게 하고 몸통을 구부려 이마가 무릎에 닿게 한다.
10 카운트 유지하며 정상 호흡한다(초보 10seconds 유지 / 60seconds).
처음 자세로 돌아온다.

※Left
※Second set

효과

- 좌골신경의 유연성을 증가시킨다.
- 무릎 뒤, 오금과 다리근육, 팔 근육을 강화시킨다.
- 복부기관(쓸개, 췌장, 비장, 자궁, 생식기 자극)을 자극한다.
- 집중력과 인내심을 길러준다.

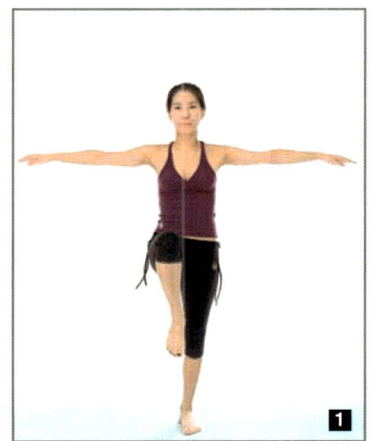
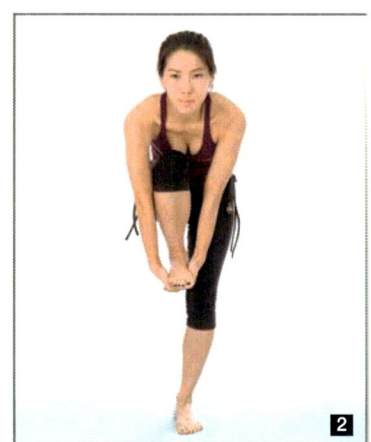
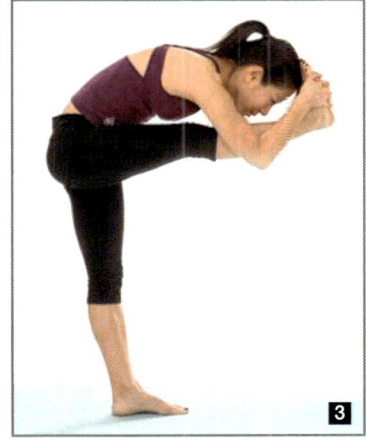

5. Standing head to knee pose
① 양팔을 수평으로 펴고 양발을 모은 후 한쪽 무릎을 배꼽 높이까지 들어 올린다.
② 상체를 구부려 무릎과 가슴을 마주하고 깍지 잡은 두 손으로 발바닥을 감싼다.
③ 무릎을 서서히 펴면서 팔꿈치는 종아리 쪽으로 구부리고 상체를 밀착시키며 코끝을 정강이쪽으로 가져온다.

전체Tip 초보자:1,2번 동작반복 들고 있는 무릎을 반만 편다. 지탱하는 발의 무릎을 꽉 잠근다.

동작순서 1(오른쪽무릎)-2(오)-3(오.-1(왼쪽무릎)-2(왼)-3(왼)

STEP 6 Standing Bow Pose

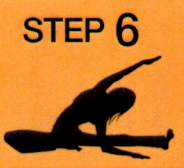

선활자세(Dandayamana-Dhanurasana)

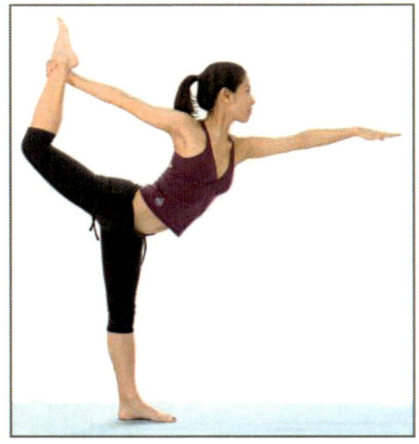

✅ 아사나 설명

Right

- 왼발로 서서 오른쪽 무릎을 뒤로 굽히고 오른손으로 안쪽에서 바깥쪽으로 발가락에서 5cm정도 떨어진 곳의 발등을 잡아 오른 발바닥이 천장을 향하도록 한다.
- 지탱하는 발의 무릎을 잠그고 왼쪽 손가락들을 모아 팔이 머리와 가깝도록 정면을 유지한다.
- 힙을 지면과 평행하게 하고 무릎관절을 수직으로 들어올린다.
- 초점을 앞의 한 곳에 맞추고 힙부터 손끝까지 단단히 하고 복

부가 지면과 평면이 될 때까지 몸통을 돌린다.
- 동시에 차올린 발과 다리가 어깨 위로 보이도록 한다.
- 10 카운트 유지하며 정상 호흡한다.
- 처음 자세로 돌아온다(초보 10seconds 유지 / 60seconds).

※Left
※Second set

✅ 효과

- 신체 한 부분에서 다른 한 부분으로 순환의 평형을 이루면서 신선한 혈액을 신체 모든 조직에 공급한다.
- 복부, 허벅지, 팔, 혈, 둔부근육의 강화와 균형감각에 도움을 준다.
- 요추를 강화시키고 유연성을 향상시킨다.
- 인내심, 집중력, 결단력을 길러준다.
- 흉곽과 폐의 크기와 탄성을 증가시킨다.

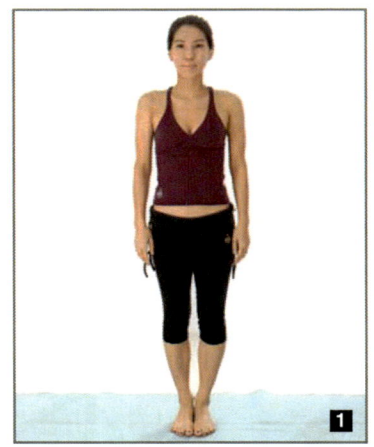
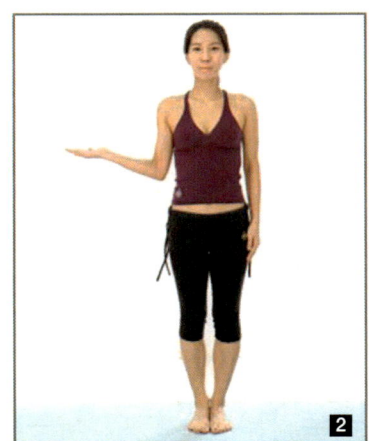
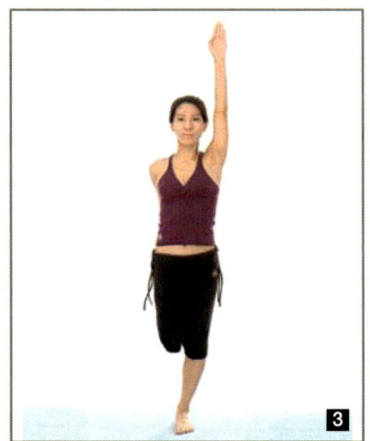
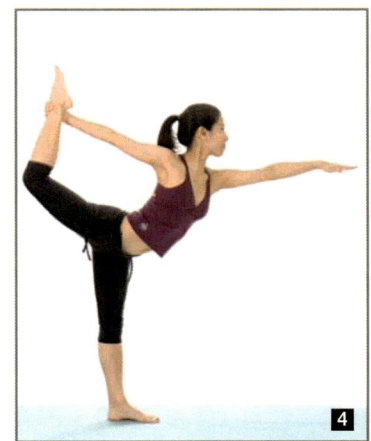

6. Standing bow pose
① 뒤꿈치와 엄지발가락을 붙여 양발을 모으고 선다.
② 손바닥이 천장을 향한 채 팔꿈치를 옆구리에 가져온다.
③ 같은 방향 무릎을 뒤로 구부려 뒤꿈치 안쪽에서 바깥쪽으로 발등을 잡아 발바닥이 천장을 향하도록 한다. 반대편 손은 손바닥이 정면을 향한 채 천장으로 들어올린다.
④ 지탱하는 발의 무릎을 잠그고 손가락들을 모아 팔이 머리와 가깝도록 정면을 유지한다. 골반을 지면과 평행하게 하고 무릎관절을 수직으로 들어올린다.
　이때 초점을 앞의 한 곳에 맞추고 힙부터 손끝까지 단단히 하고 복부가 지면과 평면이 될 때까지 몸통을 돌린다.

완성Tip 초보자는 3번 동작에서 뒤꿈치만 엉덩이에서 멀리하여 유지한다. 지탱하는 발의 무릎을 꽉 잠근다.

동작순서 1-2(오른손)-3(오른발)-4-1-2(왼손)-3(왼발)-4-1

STEP 7 Balancing Stick Pose

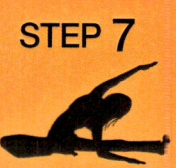

막대기 자세(Tuladaasana)

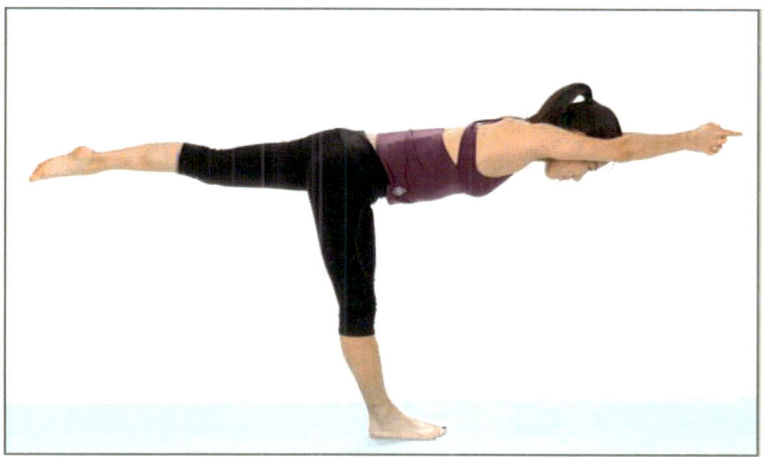

✅ 아사나 설명

Right

- 양팔을 모으고 서서 양팔을 머리 위로 뻗고 손바닥을 붙인 상태로 팔꿈치를 완전히 편다.
- 이때 팔꿈치 밑으로 이두근 부분은 귀에 밀착시키고 깍지 잡은 상태로 검지를 하늘로 찌른다.
- 60cm 정도 오른발을 내밀며 손가락을 정면, 왼발가락은 뒤로 향해 몸을 최대로 늘인다.
- 시선은 바닥과 한 곳을 집중, 손끝부터 발끝까지 힘을 주어 근

육을 하여 같은 높이를 유지한다.
- 온몸을 지면과 평행 하도록 유지하며 완벽한 T모양을 만든다.
- 10 카운트 유지하며 정상 호흡한다.
- 처음 자세로 돌아온다(Step back to center → Feet together).

※Left
※Second set

✅ 효과

- 신체적, 정신적 균형과 제어능력을 길러준다.
- 혈액순환을 증진시키고, 심장근을 강화시키고, 폐의 용량을 증가시킨다.
- 힙, 엉덩이, 허벅지, 복부를 강화시킨다.

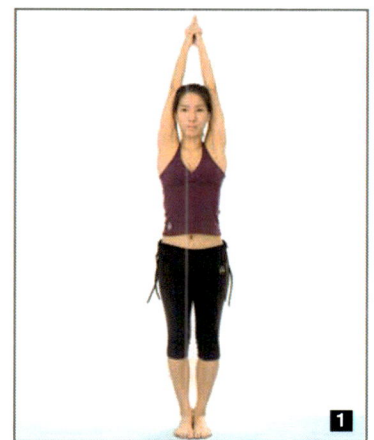
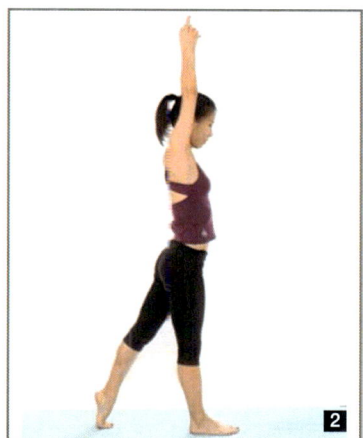
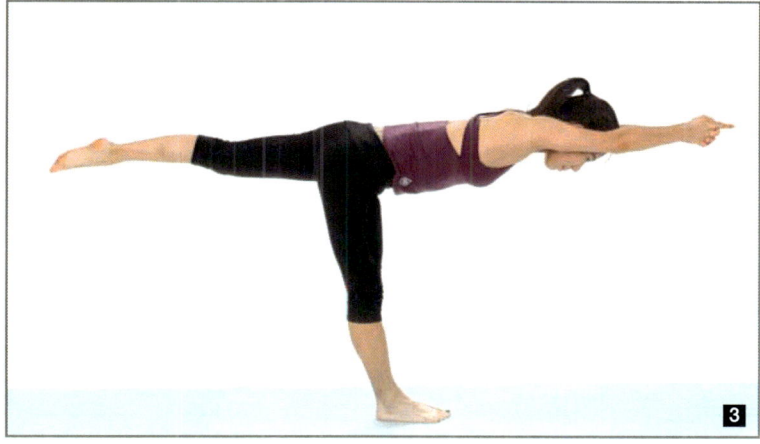

7. Balancing stick pose
① 모은 후 양손을 깍지 낀 상태로 두 번째 손가락만 펴서 천장을 향해 뻗어 올린다.
② 한발을 약 24인치 정도 걸어 나간다.
③ 시선은 바닥과 한 곳을 집중, 손가락 정면, 발가락은 뒤로 향해 몸을 최대로 늘인다. 온몸을 지면과 평행 하도록 유지하며 완벽한 T모양을 만든다.

전체Tip 초보자나 어깨가 뭉치는 사람은 양팔을 수평인 상태로 동작을 시작하고 유지한다.

동작순서 1-2(오른발)-3-1-2(왼발)-3-1

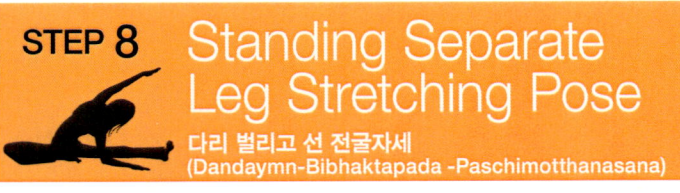

STEP 8 Standing Separate Leg Stretching Pose
다리 벌리고 선 전굴자세
(Dandaymn-Bibhaktapada -Paschimotthanasana)

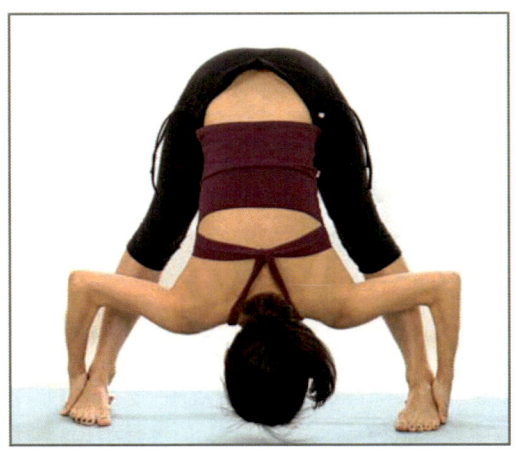

✅ 아사나 설명

- 두 발을 모으고 바른 자세로 시작한다.
- 오른발을 옆으로 벌려 양발을 약120cm 넓게 벌린다.
- 동시에 양팔을 벌려 지면과 평행하게 하며 양발은 정면, 엄지발가락은 약간 안쪽, 무릎은 잠근다.
- 요추부터 시작하여 상체를 구부리며 양팔을 천천히 발목 쪽으로 이동 발목 뒤 뒤꿈치를 단단하게 잡는다.
- 뒤꿈치를 당기고 무릎을 펴면서 이마가 바닥에 닿도록 한다(이마 닿는 사람은 서서히 발 폭을 좁힌다).

· 목표는 허리를 완벽히 일직선이 되도록 유지한다.
· 10 카운트 유지하며 정상 호흡한다(초보10seconds 유지 / 20seconds).
· 허리를 펴고 천천히 올라온다.
· 처음 자세로 돌아온다.

> ※Second set

✅ 효과

· 하지의 좌골신경과 건을 강화시킨다.
· 좌골신경통을 예방한다.
· 복부기관을 자극하고 소화력을 증대시킨다.
· 허벅지, 종아리 근육 유연성을 향상시킨다.
· 골반, 발목, 고관절, 요추의 유연성을 향상시킨다.
· 뇌압과 복압이 바뀐다.(혈액공급)

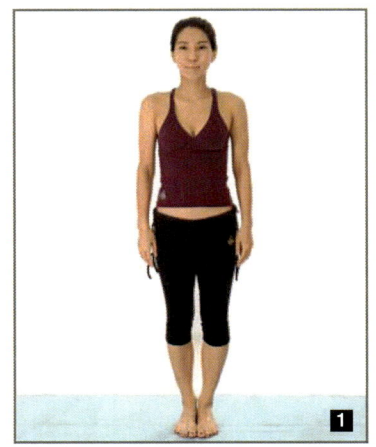 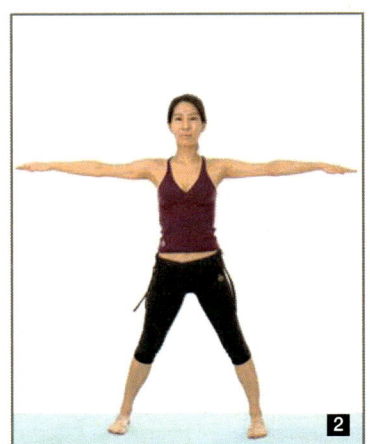

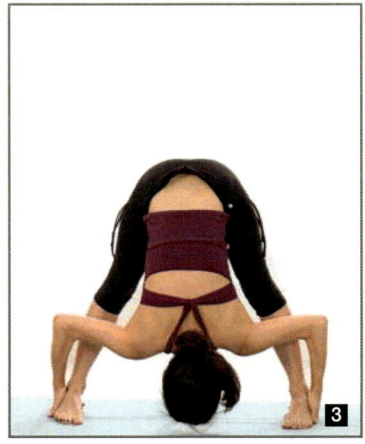

8. Standing separate leg stretching pose
① 뒤꿈치와 엄지발가락을 붙여 양발을 모으고 선다.
② 양팔을 머리 위로 올려 손바닥을 모았다가 오른쪽으로 양발을 120cm 벌리며 양팔을 지면과 평행이 되도록 유지한다. 발은 정면, 엄지발가락은 약간 안쪽, 무릎은 잠근다.
③ 요추부터 시작하여 상체를 구부리며 양팔을 이동하여 천천히 발목 뒤 뒤꿈치를 단단하게 잡는다. 뒤꿈치를 당기고 무릎을 펴면서 이마가 바닥에 닿도록 한다. 허리를 완벽히 일직선이 되도록 유지한다.

Tip 초보자 : 양손을 새끼발가락 바깥쪽에서 손바닥을 집어넣는다.
　　　숙련자: 이마 닿는 사람은 서서히 발 폭을 좁힌다.

동작순서 1-2-3-1

STEP 9 Triangle pose

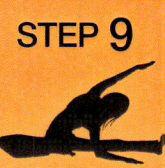

삼각자세(Trikanasan)

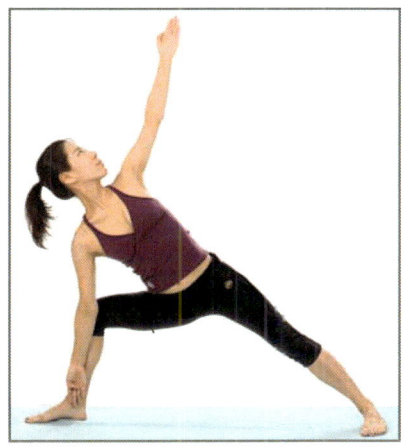

✅ 아사나 설명

- 양발을 모으고 양팔을 머리 위로 올려 손바닥을 모았다가 오른쪽으로 양발을 약 120cm 벌리며 양팔을 지면과 평행이 되도록 유지한다.

Right

- 왼쪽 무릎은 편 상태에서 잠그고 오른발을 오른쪽으로 완전히 돌려 무릎을 구부린다.
- 이때 힙과 배를 앞으로 밀고 허리를 일직선으로 유지 오른쪽 허벅지가 지면과 평행이 될 때까지 내려간다. 양팔은 직선으로

유지하며 오른쪽 방향으로 구부린다.
- 오른 팔꿈치를 오른쪽 무릎 앞에 유지하며 손끝은 발가락 앞으로 손바닥은 정면으로 하며 손가락에 체중을 싣지 않는다. 동시에 시선은 천장을 바라보며 머리를 뒤쪽으로 향해 돌린다.
- 높게 왼팔과 어깨를 스트레칭 하며 양팔이 만든 직선은 지면과 수직이 되도록 하고 배와 힙을 가능한 앞으로, 상체 위 부분을 뒤쪽으로 비튼다.
- 이때 오른 팔꿈치로 오른 무릎을 밀어서 뒤로 한다.
- 10 카운트 유지하며 정상 호흡한다(초보 10seconds 유지 / 20seconds).

※바로 Left
※Second set

✅ 효과

- 모든 근육과 관절, 건, 신체내부의 조직을 향상시킨다.
- 신경과 혈관, 조직 생기를 회복하고 활성화시킨다.
- 척추의 마지막 5개 척추골을 늘이고 강화한다.
- 요추부위의 류머티즘과 요통을 치유한다.
- 등과 엉덩이의 군살을 제거한다.
- 고관절의 유연성을 향상시키고 근력을 강화한다.
- 심장과 폐에 좋은 효과가 있다.

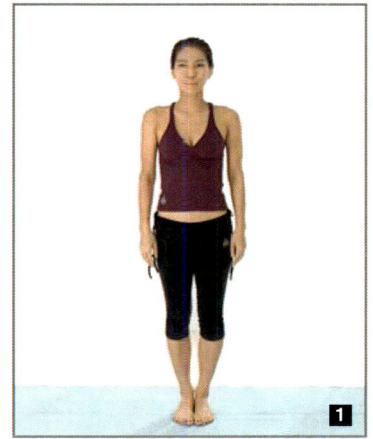
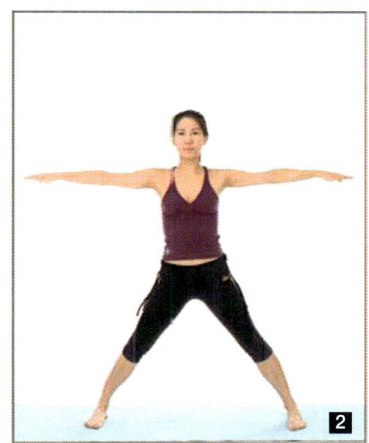
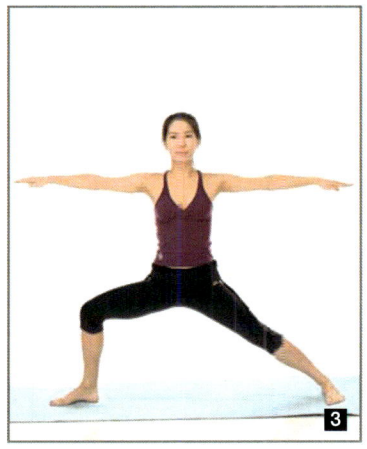
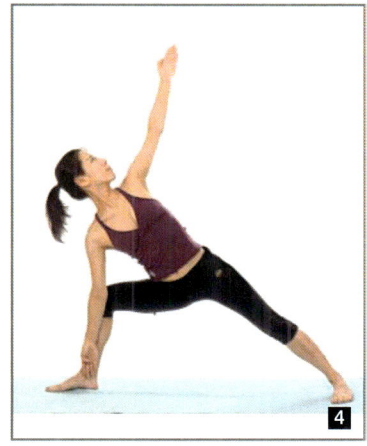

9. Triangle pose
① 뒤꿈치와 엄지발가락을 붙여 양팔을 모으고 선다.
② 양팔을 머리 위로 올려 손바닥을 모았다가 오른쪽으로 양발을 120cm 벌리며 양팔을 지면과 평행이 되도록 유지한다.
③ 왼쪽 무릎을 펴고 오른발을 오른쪽으로 완전히 돌려 수평이 되게 하고 무릎을 직각으로 구부린다. 이때 힙과 배를 앞으로 밀고 허리를 일직선으로 유지한다.
④ 양팔은 직선으로 유지하며 구부린 무릎 쪽 방향으로 내려간다. 내려간 팔꿈치를 무릎 앞에 유지하며 손끝은 발가락 앞으로 손바닥은 정면으로 하며 손가락에 체중을 싣지 않는다. 동시에 시선은 천장을 바라보며 머리를 뒤쪽으로 향해 돌린다.

동작순서 1-2-3(오른쪽)-4-3(왼쪽)-4-2-1

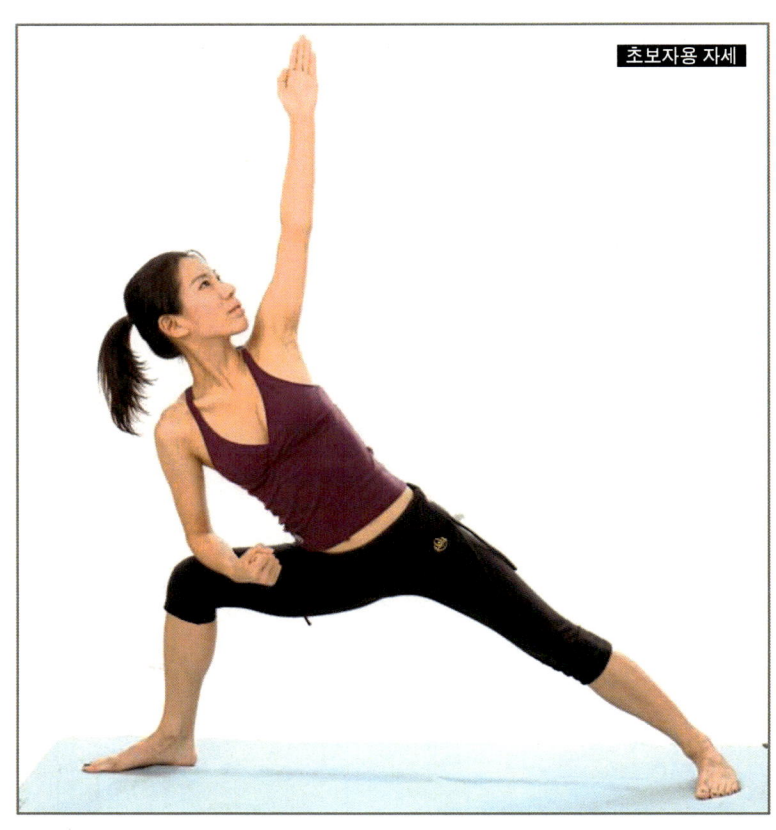

STEP 10 Standing Separate Leg Head to Knee Pose

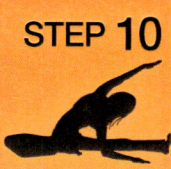

다리벌리고 선 전굴자세
(Dandayamana-Bibhaktapada-Janushirasana)

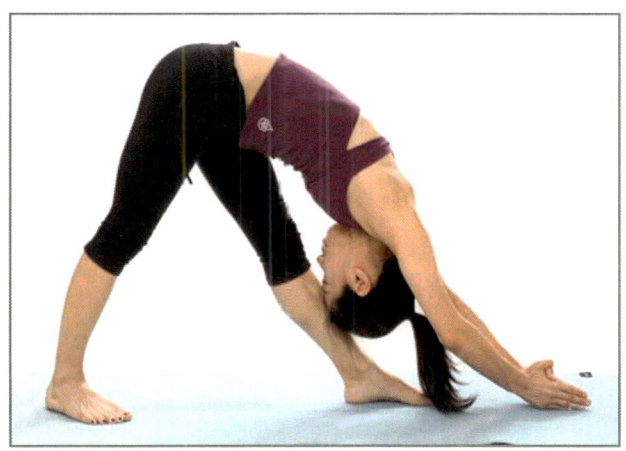

✅ 아사나 설명

Right

- 양발을 모으고 양팔을 위로 쭉 뻗은 상태로 시작한다.
- 오른발을 앞으로 크게 한발 90cm정도 벌려서 오른발을 오른쪽 방향으로 완전히 돌리고 힙, 몸통, 얼굴, 양팔로 완전히 돌려 왼발과 그대로 유지한다(이때 앞에 있는 발은 90도 뒤에 있는 발은 45도 유지).
- 양발을 직선으로 완전히 펴고 힙으로부터 몸을 구부린다. 턱이 가슴에 닿도록 하고 이마가 오른 무릎에 닿도록 한다.

- 그와 동시에 모은 양손이 발등 위에 올라오도록 하고 손끝이 발끝 앞쪽 바닥에 닿도록 하며 팔꿈치가 펴질 때까지 양팔을 늘려준다.
- 10 카운트 유지하며 정상 호흡한다.

※바로 Left
※중앙으로 돌아와서 양손, 양발 모으기
※Second set

✅ 효과
- 복부, 허리, 힙, 둔부, 허벅지를 슬립하게 한다.
- 척추와 좌골신경을 자극하고 유연성을 증가시킨다.
- 갑상선을 자극 신진대사와 면역체계 조절을 돕는다.

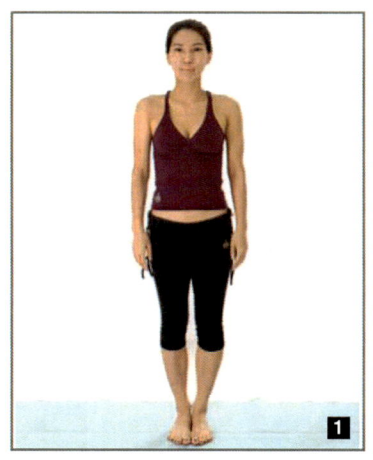
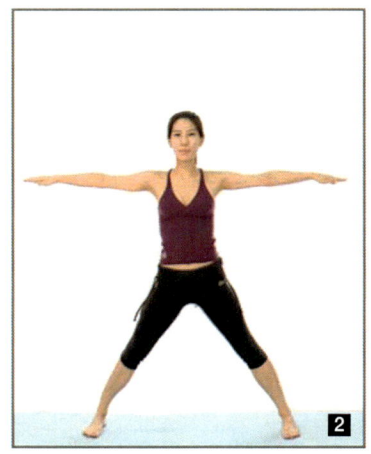

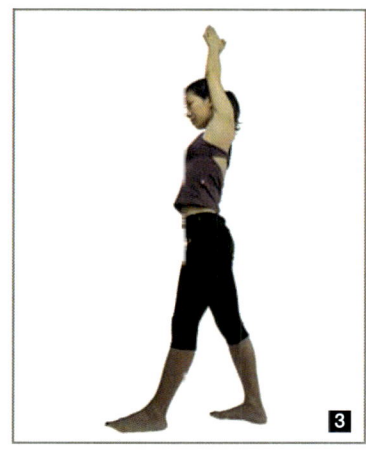
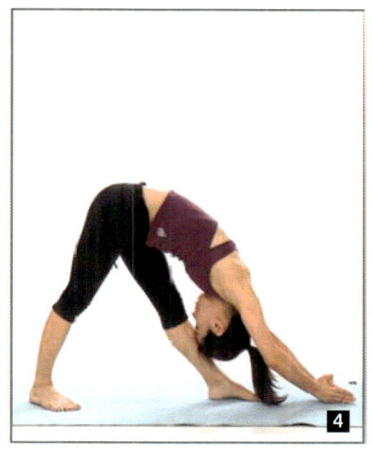

10. Standing separate leg head to knee pose

① 뒤꿈치와 엄지발가락을 붙여 양발을 모으고 선다.
② 오른쪽으로 양발을 90cm 벌리고 양팔을 지면과 평행이 되도록 유지한다.
③ 양팔을 머리 위로 올린 상태로 손바닥을 마주하고 오른발을 오른쪽 방향으로 완전히 돌리고 힙, 몸통, 얼굴, 양팔로 완전히 돌려 왼발과 그대로 유지한다.
④ 양발을 직선으로 완전히 펴고 힙으로부터 몸을 구부린다. 턱이 가슴에 닿도록 하고 이마가 오른 무릎에 닿도록 한다. 손끝이 발끝 앞쪽 바닥에 닿도록 하며 팔꿈치가 펴질 때까지 양팔을 늘여 준다.

Tip 초보자1, 2

동작순서 1-2-3(오른쪽)-4(오른쪽)-3(왼쪽)-4(왼쪽)-2-1

초보자용 자세

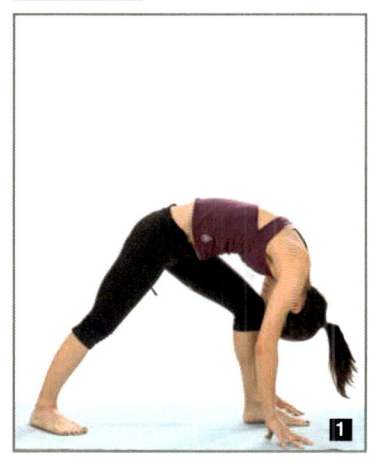
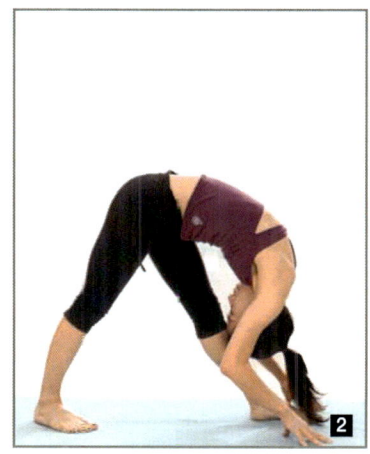

STEP 11 Tree Pose

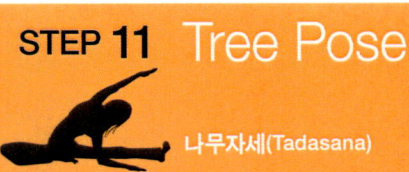

나무자세(Tadasana)

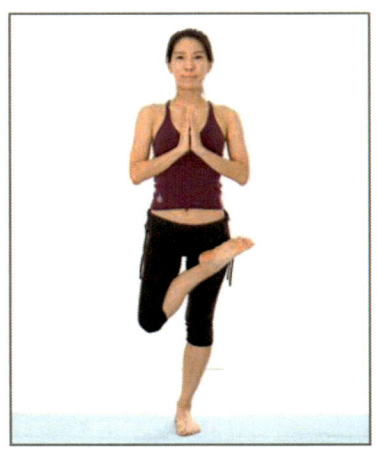

✅ 아사나 설명

Right

- 양발을 모으고 시선을 한 곳에 집중하고 왼발로 중심을 유지하며 왼 무릎 앞쪽으로 오른발을 천천히 올린다.
- 오른발을 왼쪽 허벅지 앞에 위치하도록 발바닥을 천장을 향하게 하고 오른발을 최대한 올린다.
- 뒤꿈치가 가랑이 가까이에 오도록 하고 발바닥을 거울 쪽으로 돌린 후 척추를 곧게 펴고 엉덩이에 힘을 준다.
- 무릎을 잠가서 지탱하고 굽혀진 무릎을 아래쪽으로 내려가도

록 하여 양 무릎을 같은 높이가 되도록 한다.
· 10 카운트 유지하며 정상 호흡한다.
  (10seconds 유지 / 60seconds)
· 천천히 오른발 내리고 양발 모아 제자리로 돌아온다.

> ※Left
> ※One set

✅ 효과

· 자세를 교정하고 균형감을 향상시킨다.
· 발목, 무릎, 고관절의 유연성을 향상시킨다.
· 내복사근을 강화하고 탈장을 예방한다.

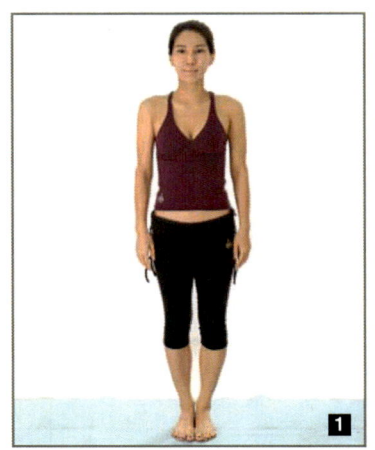 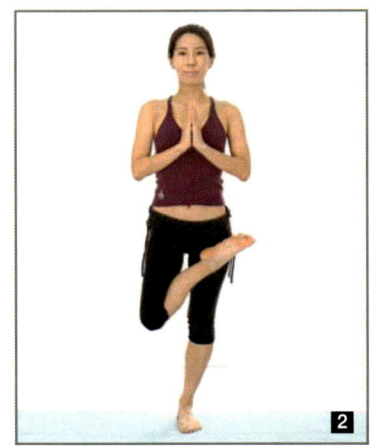

11. Tree pose
① 뒤꿈치와 엄지발가락을 붙여 양발을 모으고 선다.
② 발바닥을 거울 쪽으로 돌린 후 척추를 곧게 펴고 엉덩이에 힘을 준다. 무릎을 잠가서 지탱하고 굽혀진 무릎을 아래쪽으로 내려가도록 하여 양 무릎을 같은 높이가 되도록 한다.

동작순서 1-2(오른발)-1-2(왼발)-1

STEP 12 Toe Stand

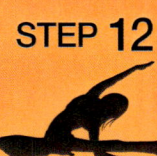

발끝으로 서기 자세(Padagustasana)

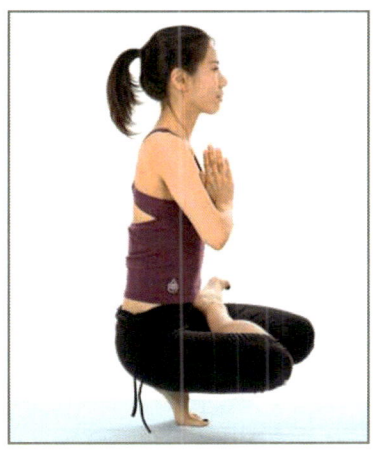

✅ 아사나 설명

Right

- 다시 나무 자세를 취한다.
- 시선을 앞쪽 바닥 한 곳에 두고 양손을 바닥에 대고 무릎을 할 수 있는 만큼 굽힌다.
- 이때 요추 부분부터 상체를 굽히고 손가락을 이용해 중심을 유지 발뒤꿈치에 앉아서 중심을 유지한다. 완전히 고정됨을 느낄 때 양손을 하나씩 가슴 앞으로 모은다.
- 10 카운트 유지하며 정상 호흡한다.

・양손을 바닥을 짚고 천천히 일어난다.

※Left
※No Second Set

✅ 효과

・통풍, 무릎과 발목의 관절염에 도움이 된다.
・치질예방에 도움이 된다.
・집중력을 강화시킨다.

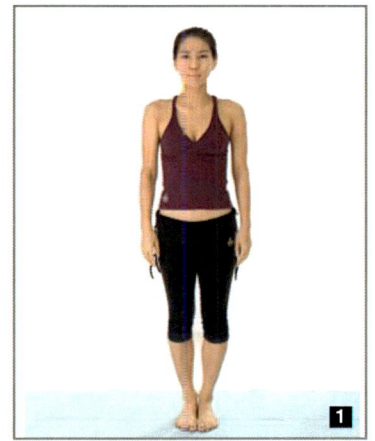 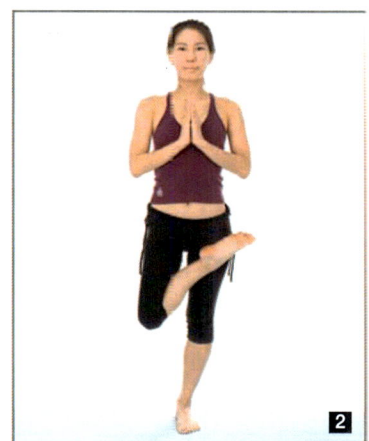

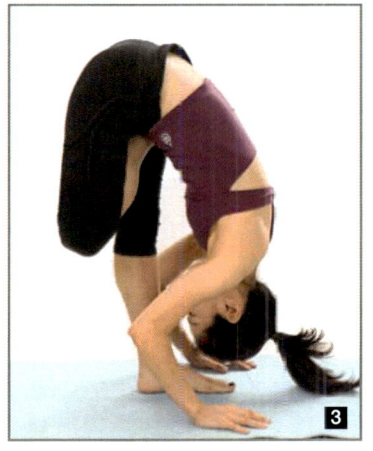 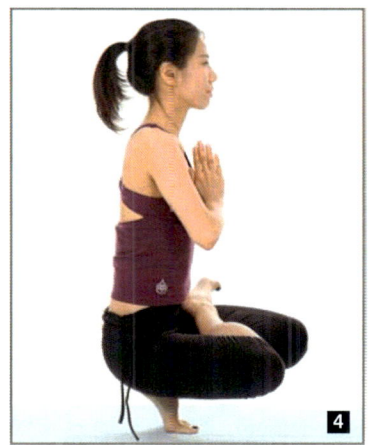

12. Toe stand pose

① 뒤꿈치와 엄지발가락을 붙여 양발을 모으고 선다.
② 발바닥을 거울 쪽으로 돌린 후 척추를 곧게 펴고 엉덩이에 힘을 준다. 무릎을 잠가서 지탱하고 굽혀진 무릎을 아래쪽으로 내려가도록 하여 양 무릎을 같은 높이가 되도록 한다.
③ 시선을 앞쪽 바닥 한 곳에 두고 양 손을 바닥에 놓는다.
④ 요추 부분부터 상체를 굽히고 손가락을 이용해 중심을 유지 발뒤꿈치에 앉아서 중심을 유지한다. 완전히 고정됨을 느낄 때 양손을 하나씩 가슴 앞으로 모은다.

중심Tip 뒤꿈치를 회음부 아래로 가져간다.

동작순서 1-2(오른발접고)-3-4-3-2-1 /1-2(왼발접고)-3-4-3-2-1

STEP 13 Dead Body Pose

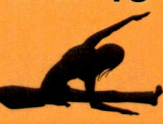

송장자세(Savasana / 사바아사나)

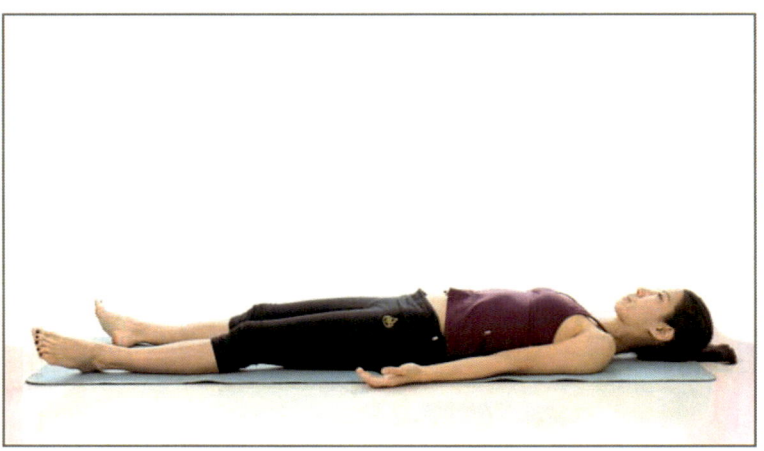

✅ 아사나 설명

- 타올을 깔고 등을 대고 머리를 거울 쪽으로 향하게 한다.
- 양팔을 온몸 옆에 위치 손바닥을 위로 향하고 양발은 힘을 푼다.
- 눈을 뜨고 무의식의 호흡을 하며 2분간 완전한 이완을 취한다.

✅ 효과

- 혈액순환을 정상으로 되돌린다.
- 완전한 이완상태를 만든다.

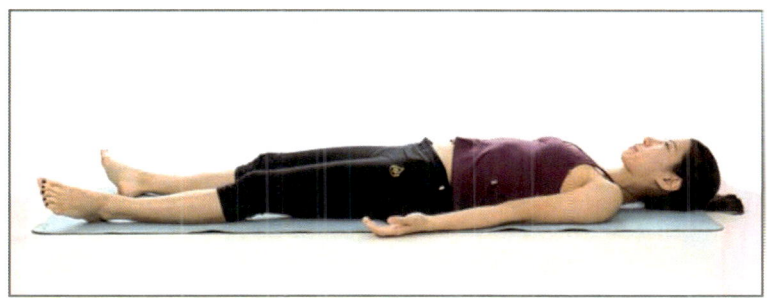

13. Dead body pose
① 양팔은 조금 벌려 손바닥이 천장을 향한 상태로 몸통옆에 둔다. 양발은 어깨 넓이로 벌려 엄지 발가락 끝이 바깥쪽을 향하도록 힘을 푼다.

✅ Sit-up 상체 일으키기

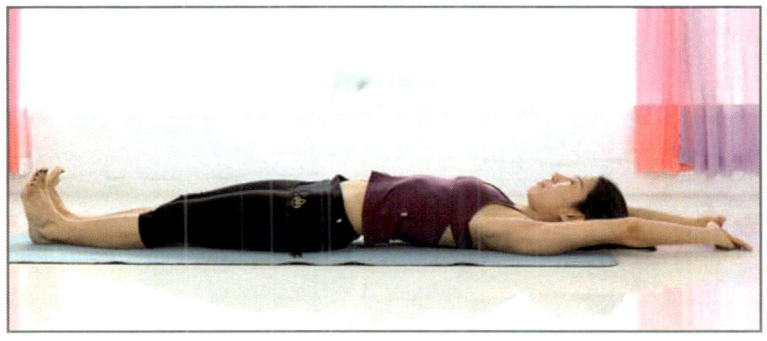

- 마시면서 양팔을 머리 위로 만세 한다.
- 양 엄지손가락을 교차 손바닥을 마주한다.
- 양팔을 펴고 뒤꿈치가 바닥에 닿게 한다.
- 내쉬는 숨에 양팔을 찰쪽으로 던지듯 sit-up을 돕는다.
- 상체를 일으켜 앞으로 올라오고 발가락이 닿을 때 두 손으로 잡는다.

- 상체와 하체를 밀착시키고 양 무릎과 팔꿈치를 바닥에 닿게 한다.

✅ **효과**
- 복부를 강화시킨다.
- 척추의 유연성을 증가시킨다.

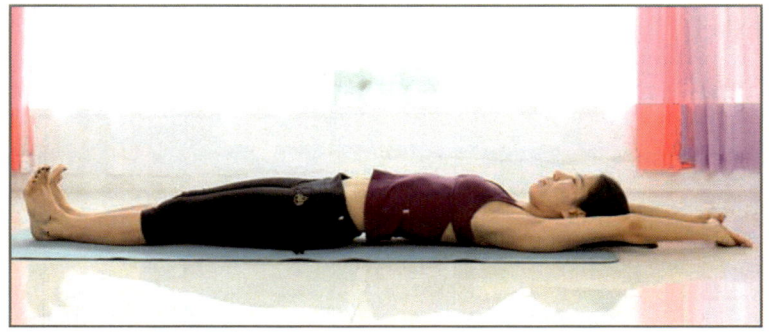

Sit-up 상체 일으키기
① 양팔을 머리 위로 만세한 상태로 양 엄지손가락을 교차 손바닥을 마주한다.
② 상체를 일으켜 앞으로 올라온다.
③ 발가락이 닿을 때 두 손으로 잡고 상체와 하체를 최대한 밀착시키고 팔꿈치를 구부려 양 무릎 바깥으로 밀착시킨다.

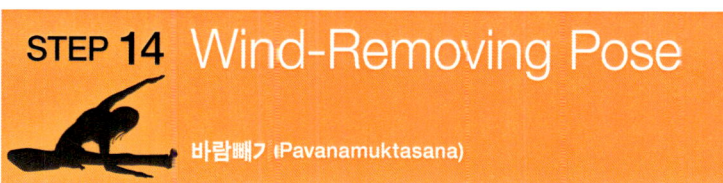

STEP 14 Wind-Removing Pose

바람빼기 (Pavanamuktasana)

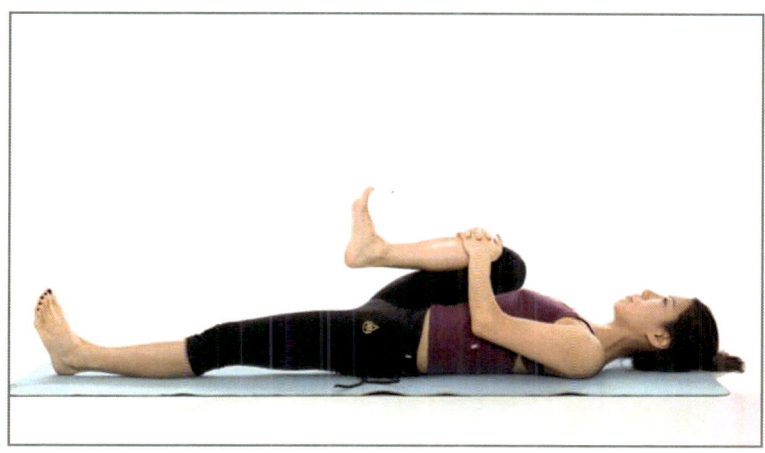

✅ 아사나 설명

Right

- 사바아사나(송장자세)에서 오른 무릎을 가슴 쪽으로 향하여 굽혀서 양손을 무릎 밑 5cm에 깍지 잡는다.
- 팔꿈치는 돔에 가깝게 하고 어깨 힘을 빼고 바닥에 무릎은 가슴 쪽으로 당기고 발은 편하게 한다.
- 무릎을 가슴 쪽으로 최대한 당겨 오른쪽 고관절에 느낌이 올 때까지 유지, 동시에 턱은 가슴 쪽으로 당기고 머리는 바닥에 두고 왼쪽다리는 편안하게 유지한다.

- 모든 척추골이 바닥에 닿게 하고 복부에는 압력이 가해진다 (20seconds 유지).

Left
- 양 무릎을 가슴 쪽으로 끌어당겨 양팔로 끌어 안는다.
- 어깨는 바닥에 대고 무릎을 최대한 가슴에 닿도록 강하게 당긴다.
- 턱은 가슴 쪽 아래로 당기고 머리는 바닥에 대고 꼬리뼈가 바닥에 닿도록 엉덩이를 아래로 내린다. (20seconds 유지)

※Second set

✅ 효과
- 위장의 가스를 제거하거나 예방하여 만성복부염의 원인을 제거한다.
- 고관절의 유연성을 향상시키고 허리와 하체의 피로를 푼다.
- 복부, 허벅지, 힙을 강화한다.

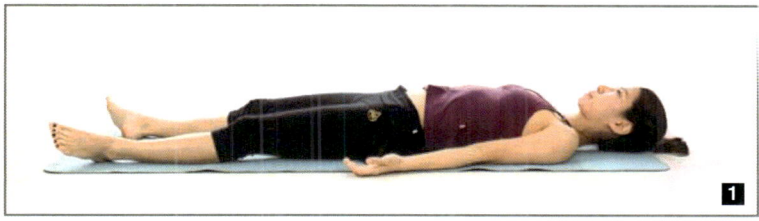

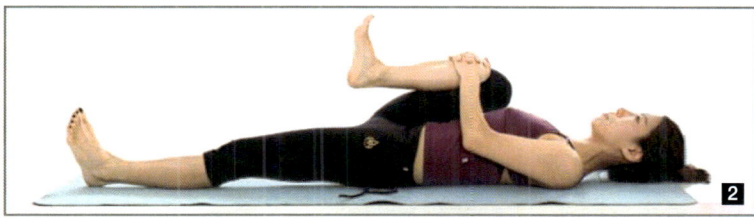

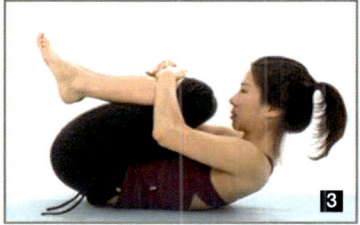
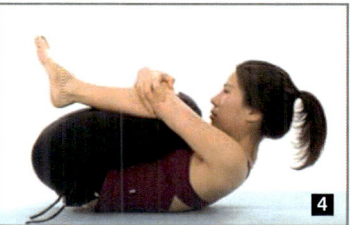

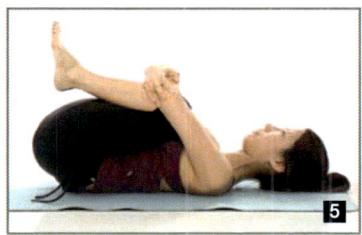

14. Wind-removing pose
① 양팔은 조금 벌려 손바닥이 천장을 향한 상태로 몸통 옆에 둔다. 양발은 어깨 넓이로 벌려 엄지발가락 끝이 바깥쪽을 향하도록 힘을 푼다.
② 한쪽 무릎을 가슴 쪽으로 최대한 당겨 양손을 깍지 낀 채 무릎에서 5cm밑에 잡는다. 팔꿈치는 몸에 가깝게 하고 어깨 힘을 빼고 바닥에 무릎은 가슴 쪽으로 당기고 발은 편하게 한다.
③ 양손을 깍지 낀 채 양 무릎을 가슴 쪽으로 끌어안는다.
④ 양 무릎을 가슴에 안은 채 양손으로 양 팔꿈치를 잡는다.
⑤ 양 무릎을 가슴에 안은 채 머리와 어깨를 바닥에 내려놓는다.

완성Tip 턱은 가슴 쪽 아래로 당기고 거리는 바닥에 대고 꼬리뼈가 바닥에 닿도록 엉덩이를 아래로 내린다.

동작순서 1-2(오른쪽무릎)-1-2(왼쪽무릎)-1 / 1-3-4-5-1

STEP 15 Cobra Pose

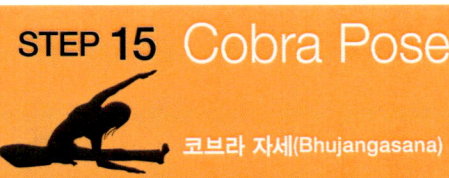

코브라 자세(Bhujangasana)

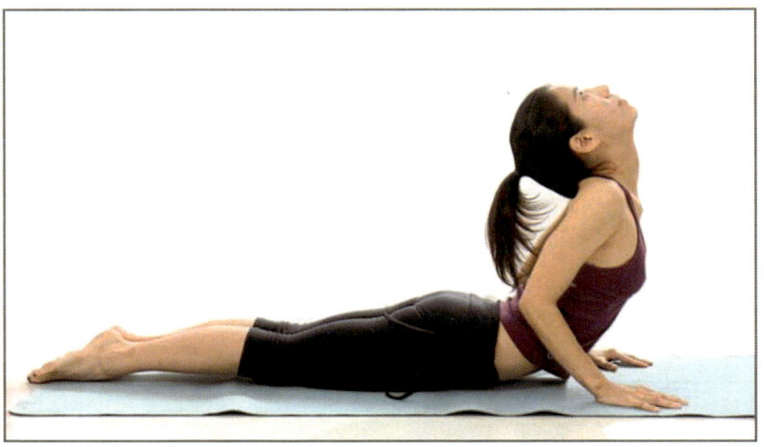

✅ 아사나 방법

- 양발을 모으고 배를 바닥 쪽으로 대고 눕는다.
- 발끝은 펴고 손바닥을 어깨 밑에 바닥에 대고 정면을 향하게 한 후 손끝이 어깨보다 앞으로 나오지 않도록 한다.
- 어깨는 자연스럽게 내리고 양 팔꿈치를 올리고 양팔이 옆에 닿도록 하여 동작 내 양팔이 몸통에서 떨어지지 않도록 한다.
- 천장을 바라보고 팔의 힘이 아니라 척추를 이용하여 배꼽은 바닥에 대고 배꼽 위부터 몸통을 올린다.
- 척추의 힘을 이용하여 가능한 머리와 몸통은 아치형의 모양을

만들며 동시에 배꼽은 바닥을 눌러준다.
- 팔꿈치는 계속 몸통 옆에 위치하고 어깨는 이완하고 내린다.
- 옆에서 봤을 때 팔꿈치는 90도 각도를 유지한다(20seconds 유지한다).
- 천천히 몸통을 내리고 얼굴을 한쪽 방향으로 돌리고 복부를 이완시킨다.
- 눈은 뜨고 양팔을 펴고 손바닥을 위로 하고 뒤꿈치는 편안하게 위치한다.(20seconds 이완)

※Second set

✅ 효과
- 척추의 힘과 유연성을 향상시킨다.
- 요통을 예방한다.
- 관절염, 요통, 디스크를 예방한다.
- 완전한 신체 상태를 유지시켜준다.
- 소화력을 증진시키고, 저혈압과 생리통에 도움이 된다.
- 간과 비장기능을 향상시킨다.
- 삼각근, 승도근, 삼두근 등 상체근육을 강화한다.

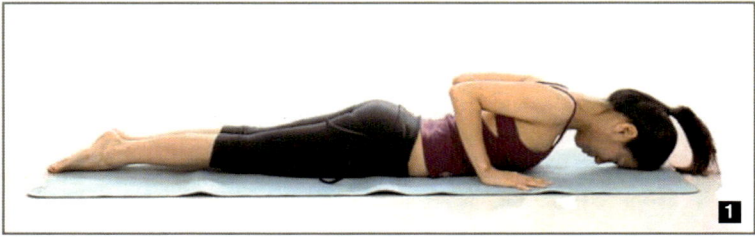

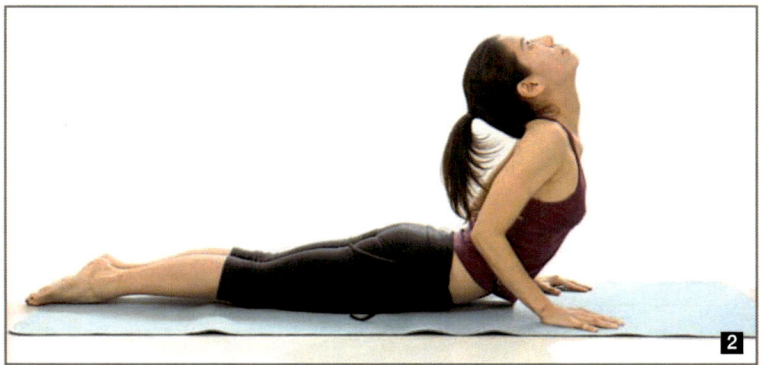

15. Cobra pose
① 바닥에 배를 대고 누운 상태에서 양발을 모으고 양손바닥을 겨드랑이 밑에 밀착시킨 후 이마를 바닥에 댄다.
② 천장을 바라보면서 팔의 힘이 아니라 척추의 힘을 이용하여 배꼽 위의 몸통을 뒤로 들어올린다.

완성Tip 팔꿈치를 다 펼 필요는 없다. 괄약근을 더 조이면서 어깨와 척추를 뒤로 후굴한다.

동작순서 1-2-1-사바아사나

STEP 16 Locust Pose

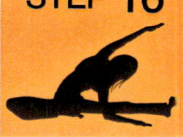

메뚜기 자세(Salabhasana)

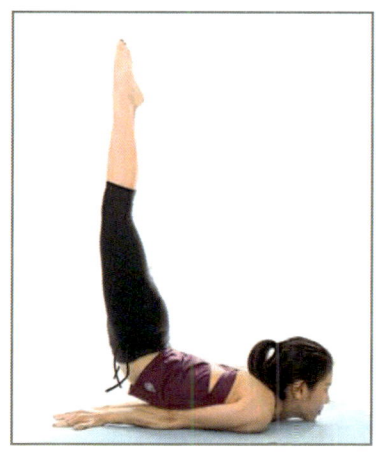

✅ 아사나 방법

- 배를 아래로 하여 누워서 턱이 수건에 닿도록 한다.
- 팔꿈치를 돌려 위로 오도록 하고 손바닥은 바닥에 닿도록 하여 새끼손가락은 서로 닿도록 놓고 복부를 놓는다.

Right

- 턱은 바닥에 대고 양발을 모으고 오른쪽 다리를 펴고 45도 각도 올린다. 이때 다리가 다른 방향으로 돌아가지 않도록 하고 오른쪽 복부가 오른쪽 팔과 떨어지지 않도록 한다. 발가락은

쭉 펴고 무릎은 잠가 근육을 타이트 하게 조인다.
- 오른쪽 다리를 바닥에 내린다.

Left
- 턱은 바닥에 대고 양발을 모으고 왼쪽 다리를 펴고 45도 각도 올린다. 이때 다리가 다른 방향으로 돌아가지 않도록 하고 왼쪽 복부가 왼쪽 팔과 떨어지지 않도록 한다. 발가락은 쭉 펴고 무릎은 잠가 근육을 타이트 하게 조인다.
- 왼쪽 다리를 바닥에 내린다.

Together
- 양팔은 몸통 밑에 계속하여 같은 위치에 유지하며 무릎과 다리는 펴고 허벅지와 엉덩이의 모든 근육을 단단히 한다.
- 배꼽 밑에서부터 양다리를 들어 올린다.
- 양팔에 힘을 빼고 바닥에 떨어뜨리지 말고 천천히 힘을 유지하며 내려놓는다.
- 양팔을 밖으로 하여 이완한다.
- 손바닥은 위로 한쪽방향으로 머리를 졸리고 눈을 뜨고 복부 이완한다(10seconds 유지하고 20seconds이완).

※Second set

✅ **효과**

- 허리질병에 도움이 된다.
- 허리, 복부, 힙을 강화시킨다.
- 하지정맥류에 도움이 된다.

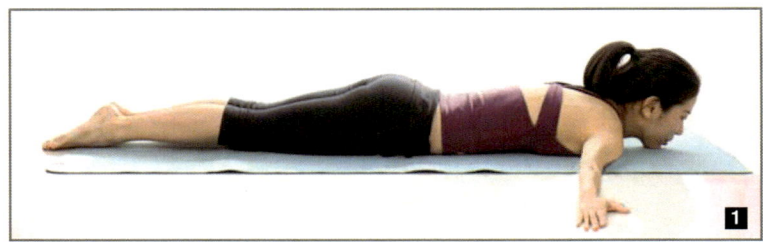

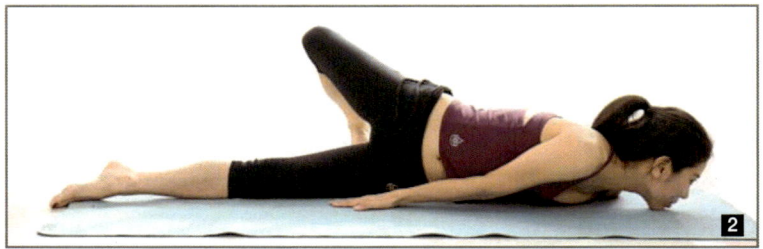

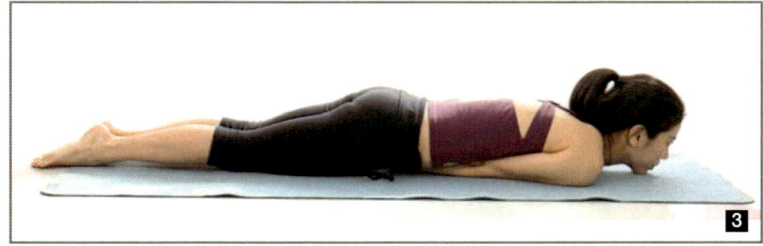

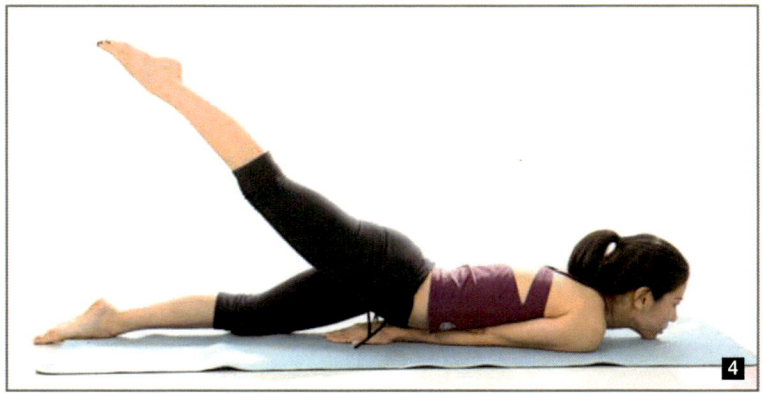

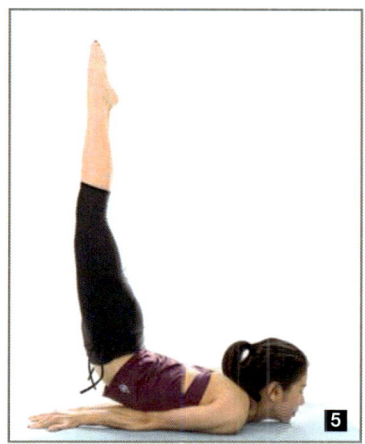

16. Locust pose
① 배를 바닥에 두고 양발을 모은 후 양팔을 수평으로 벌린다.
② 한발을 뒤로 올려 팔꿈치를 위로 오도록 하여 손바닥을 치골 밑 바닥에 놓는다.
③ 양발을 모은 상태에서 양 팔꿈치를 위로 향한 상태로 새끼손가락이 서로 닿도록 손바닥을 복부 밑에 놓는다.
④ 턱을 바닥에 대고 한발을 45도 각도로 뒤로 차올린다.
⑤ 양팔을 바닥에 놓은 상태에서 괄약근을 더 조이면서 양다리를 들어 올킨다.

전체Tip 좌우로 한발씩 들어 올릴 떠 엉덩이 수평을 확인하고 양다리를 들어 올릴 때 어깨가 바닥에 닿아야 한다.

동작순서 1-2(오른발)-2(왼발)-3-4(오른발)-4(왼발)-1-5-1 사바아사나

STEP 17 Full Locust Pose

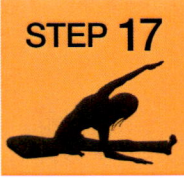

일어선 메뚜기 자세(Poorna -Salabhasana)

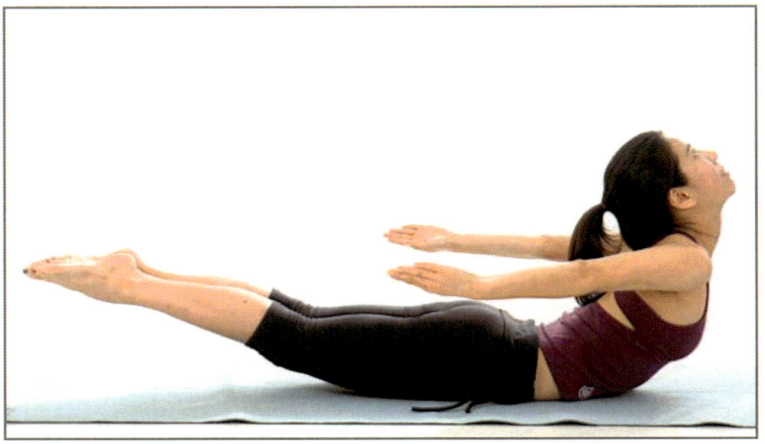

✅ 아사나 방법

- 양팔을 옆으로 벌리고 손바닥은 아래로 한다.
- 턱을 수건에 대고 무릎, 다리, 양발을 모은다.
- 발가락은 펴고 종아리, 허벅지, 엉덩이 근육이 단단하도록 힘을 준다.
- 한 번의 동작으로 시선은 천장을 바라보고 양팔, 양다리, 머리, 가슴 몸통을 바닥에서 올린다.
- 양팔도 힘을 주어 조이고 제트기 날개처럼 양팔을 펼친다.
- 손바닥은 바닥을 향하고 손가락을 붙이고 양팔과 양손은 어깨

보다 위쪽에 위치 둔 근육과 요추 부위를 최대한 사용하여 온몸을 바닥 위로 올리고 아치 모양으로 만들어 신체중심이 복부중앙에 오도록 한다.
- 양팔과 무릎은 모아서 계속 유지하고 발끝은 편다.
- 천천히 내려온다.
- 머리를 한쪽으로 돌리고 양팔을 옆으로 하고 손바닥은 위로 이완한다.(10seconds 유지하고 20seconds이완)

※Second set

✅ 효과
- 복근을 강화시킨다.
- 상완근, 힙, 허벅다리를 강화시킨다.
- 척추측만, 척추후만 변형성 척추증(노화로 인한 경직), 디스크에 도움이 된다.

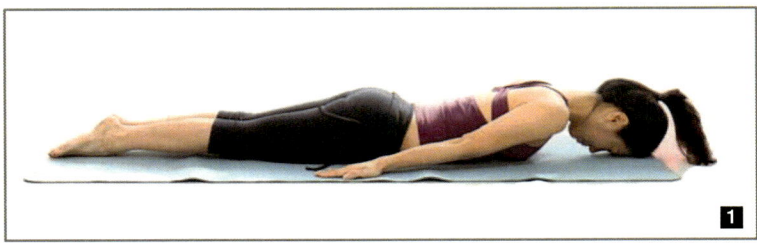

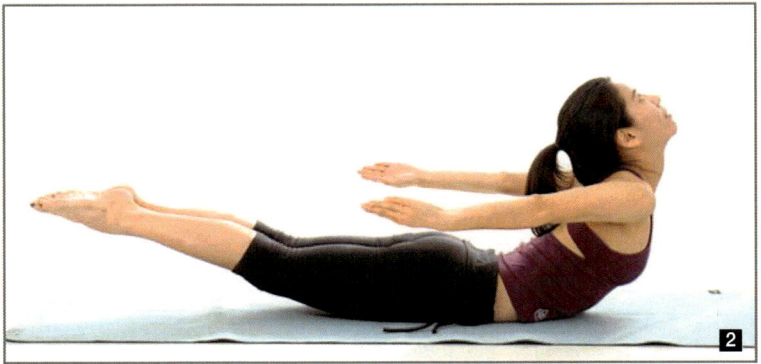

17. Full locust pose
① 양발을 모으고 손가락을 모은 채 손바닥을 바닥에 두고 이마를 바닥에 놓는다.
② 한 번의 동작으로 시선은 천장을 바라보고 양팔, 양다리, 머리, 가슴, 몸통을 바닥에서 들어 올린다.

완성Tip 손끝을 모아 뒤로 뻗고 양 무릎과 발끝을 편다. 골반과 배 끝으로 중심을 잡는다.

동작순서 1-2-1-사바아사나

STEP 18 Bow Pose

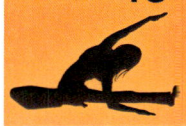
활 자세(Dhanurasana)

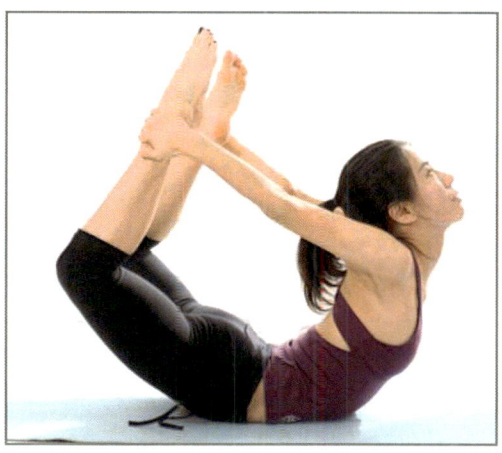

✅ 아사나 설명

- 양손을 뒤로하여 양발을 바깥쪽에서 안으로 잡는다.
- 이때 발끝에서 5cm밑을 손가락을 모아잡고 양 무릎은 15cm 간격을 유지한다.
- 천장을 보던서 허벅다리와 상체를 바닥에서 올린다.
- 양발을 최대한 높게 kick하고 중심을 앞으로 간다.
- 목표는 복부 중앙이 균형의 중점이 되도록 한다.
- 양 무릎을 굽혀 양발이 엉덩이까지 올라올 수 있도록 한다.
- 몸통과 다리를 천천히 내린다.

· 머리를 한쪽으로 하고 양팔을 몸통 옆에 손바닥을 위로하여 이완한다(20seconds 유지하고 20seconds 이완).

※Second set

효과
· 장, 신장, 심장, 비장의 기능을 향상시킨다.
· 소화불량, 변비, 기관지염, 당뇨에 도움이 된다.
· 폐를 확장하여 호흡량을 증가시킨다.
· 척추의 혈액순환을 증가시키고 모든 척추신경을 활성화시킨다.
· 복부, 상완, 허벅지, 힙을 강화시킨다.
· 견갑골, 삼각근, 승모근의 유연성을 증가시킨다.

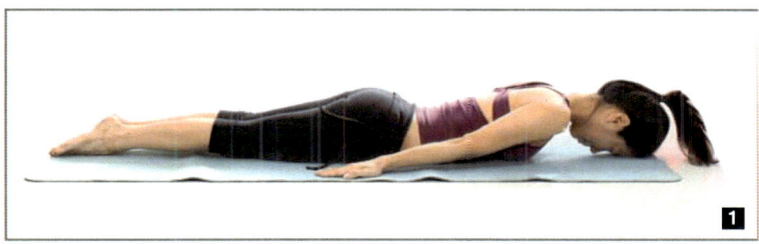

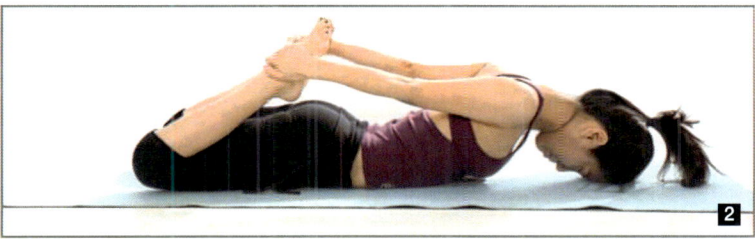

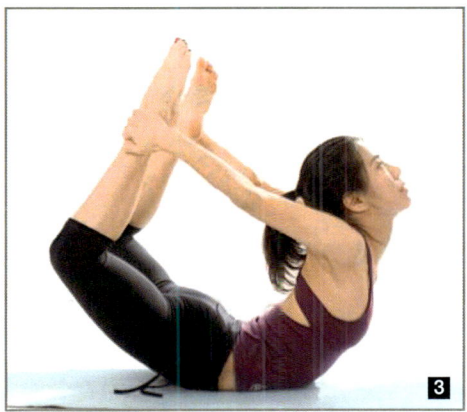

18. Bow pose
① 양발을 모으고 손가락을 모은 채 손바닥을 바닥에 두고 0 마를 바닥어 놓는다.
② 양 무릎을 뒤로 접어 양손으로 양발을 바깥쪽에서 안으로 잡는다.
③ 양발을 잡은 채 양 무릎을 6인치 간격 유지하고 허벅지와 상체를 바닥에서 올린다.

완성Tip 중심을 복부 중앙에 잡고 허리에 매달리지 않는다. 초보자는 양발 등을 잡지 않은 채 무릎과 상채만 들어 올리고 연습한다.

동작순서 1-2-3-1-사바아사나

STEP 19 Fixed Firm Pose

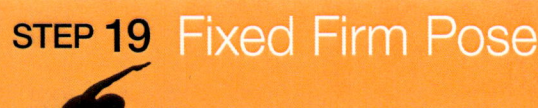

누운 영웅 자세(Supta-Vajrasana)

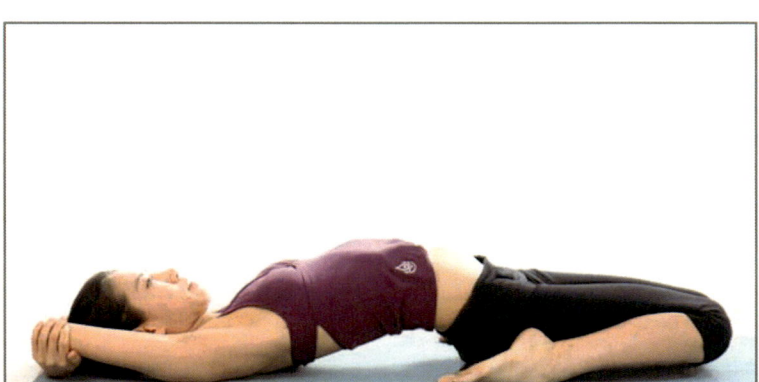

✓ 아사나 설명

- 무릎을 꿇고 타월 위에 앉는다.
- 양 무릎을 모으고 엉덩이를 뒤꿈치 위에 올리고 발바닥은 위로 향한 후 무릎을 모은 채로 양발을 벌린다.
- 양손을 뒤에 있는 양발 쪽으로 하고 양발을 잡은 상태로 천천히 좌우 팔꿈치를 바닥 쪽으로 내려놓는다.
- 몸이 뒤로 기울어지고 양 무릎을 붙인 채 바닥에 계속 닿도록 유지, 머리가 바닥에 닿을 수 있도록 내려온 다음 양 어깨를 이완하고 양팔을 머리 위로 올려 팔꿈치를 잡고 상체 윗부분

을 바닥에 내린다.
· 양 팔꿈치와 손을 이용하여 올라온다.
· 휴식자세를 누워서 취한다(20seconds 유지 하고 20seconds 이완).

※Sit-up
※Second Set

✅ 효과

· 허리, 힙, 두릎, 발목의 유연성을 증가시키고 강화시킨다.
· 하체의 혈액순환을 개선한다.
· 좌골신경통, 류머티즘, 하지정맥류 치료에 도움이 된다.
· 내골반근을 강화하고, 디스크 예방에 도움이 된다.
· 림프체계, 면역체계에 도움이 된다.

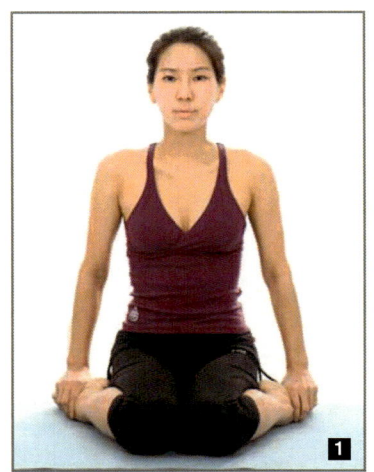

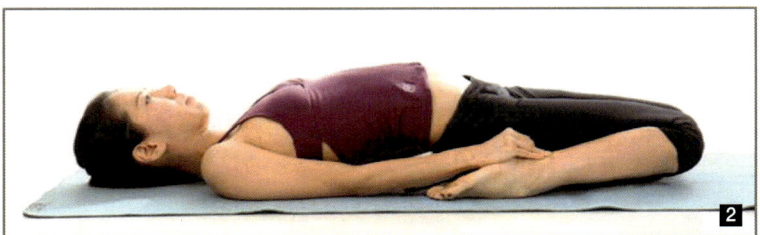

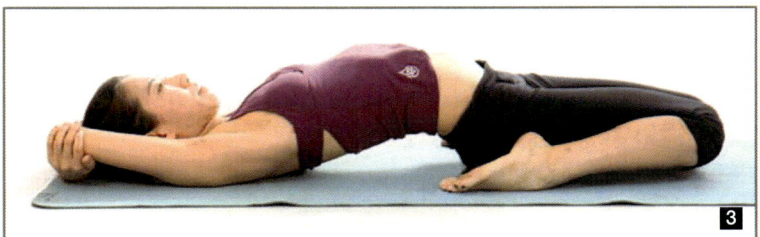

19. Fixed firm pose
① 양 무릎을 모으고 섰다가 양발을 A모양으로 벌리고 앉는다.
② 양손으로 뒤꿈치를 잡은 상태로 좌우 팔꿈치를 바닥 쪽으로 내려놓으며 상체를 뒤로 눕힌다.
③ 몸이 뒤로 기울어지고 양 무릎을 붙인 채 바닥에 놓고 머리가 바닥에 닿을 수 있도록 내려온 다음 양어깨를 이완하고 양팔을 머리 위로 올려 팔꿈치를 잡는다.

완성Tip 초보자나 발목, 무릎이 아픈 사람은 엉덩이 밑에 두꺼운 담요나 쿠션을 깔고 앉는 자세만 취한다. 앉는 자세도 불편한 사람은 한쪽 무릎은 굽히고 반대쪽 무릎은 편 채로 자세를 취한다.

동작순서 1-2-3-2-1 Sit-up

STEP 20 Half Tortoise Pose
반 거북0 자세(Ardha-Kurmasana)

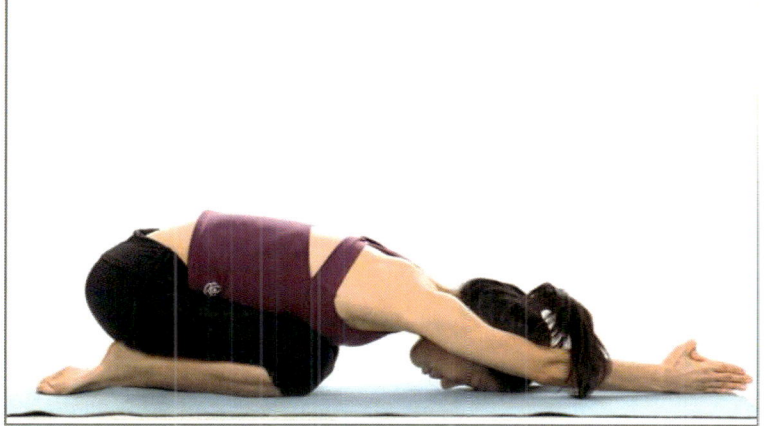

✅ 아사나 설명

- 무릎을 꿇고 뒤꿈치 위에 앉는다.
- 무릎과 양발을 모으고 양손을 편안하게 무릎 위에 놓는다.
- 양팔을 옆으로 하여 손바닥을 마주하여 머리 위에 올리고 엄지손가락을 교차하여 귀에 붙이고 척추를 뻗는다.
- 엉덩이는 발뒤꿈치에 계속 밀착한 채로 꼬리뼈부터 손끝까지 직선을 유지하며 아래쪽 척추부터 서서히 구부린다.
- 손바닥은 옆면이 밀착한 상태로 최대한 멀리 하고 팔꿈치는 펴고 눈을 뜬다.

- 턱은 가슴에서 멀게 하고 어깨와 등을 늘려준다.
- 내려온 동작 그대로 올라온다. 양팔을 옆으로 내리고 휴식한다(20seconds 유지하고 20seconds 이완).

※Sit-up
※Second Set

✅ 효과

- 목과 어깨경직을 풀어준다
- 뇌의 혈액순환을 증가시키고 기억력 향상에 도움이 된다.
- 천식, 소화불량, 헛배부름, 변비, 과민성 장증후군 치료에 도움이 된다.
- 고관절의 유연성을 증가시킨다.

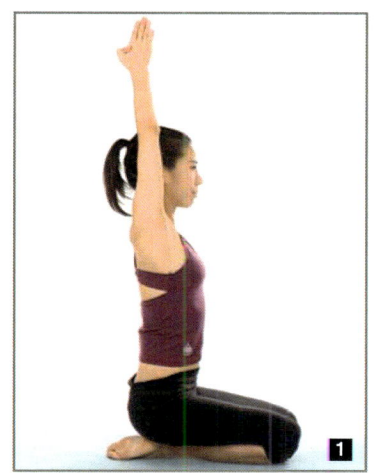

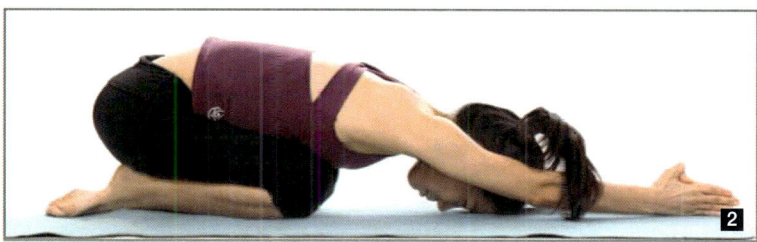

20. Half tortoise pose
① 무릎을 꿇고 뒤꿈치 위에 앉아서 엄지손가락을 교차하여 머리 위로 올리고 척추를 곧게 뻗는다.
② 엉덩이는 발뒤꿈치에 계속 밀착한 채로 꼬리뼈부터 손끝까지 직선을 유지하며 아래쪽 척추부터 서서히 구부려 손바닥은 옆면이 길착한 상태로 최대한 멀리 하고 팔꿈치는 펴고 턱은 가슴에서 멀게 하고 어깨와 등을 늘려준다.

동작순서 1-2-1 Sit-up

STEP 21 Camel Pose

낙타 자세(Ustrasana)

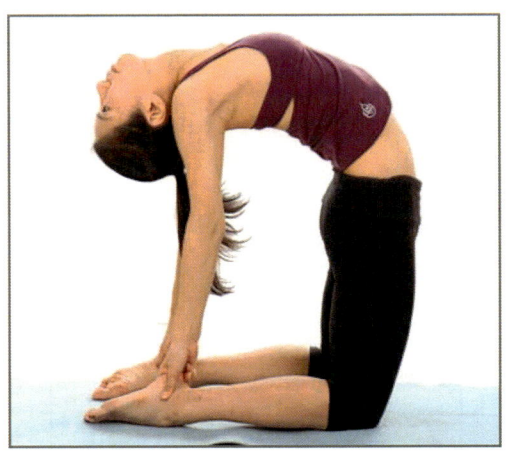

✅ 아사나 설명

- 무릎을 15cm(골반넓이) 간격으로 넓혀 선다.
- 양손을 힙 뒤로 하고 손가락 방향이 아래쪽으로 한다.
- 양손을 엉덩이 위로 유지한 채 머리를 완전히 젖혀서 몸을 천천히 뒤로한다.
- 한손씩 천천히 발뒤꿈치를 단단히 잡고 엄지손가락은 바깥, 나머지는 안으로 향한다.
- 호흡은 길게 마시고 내쉬면서 허벅지, 힙, 골반은 앞을 향해 최대한 내밀고 척추의 모든 근육을 이용하여 아치형으로 만

든다.
· 천천히 제자리로 돌아온다(20seconds 유지하고 20seccnds 이완).

※Sit-up
※Second Set

✅ 효과

· 복부기관을 자극하그 변비치유에 도움이 된다.
· 목, 갑상선, 부갑상선을 자극한다.
· 척추 신경체계를 활성화시키고 척추질환 기형, 경추 손상 등 퇴행성 척츠문제에 도움이 된다.
· 목과 허리의 유연성을 증가시키고 요통을 예방한다.
· 복부지방을 제거하고 허리라인을 만들어준다.

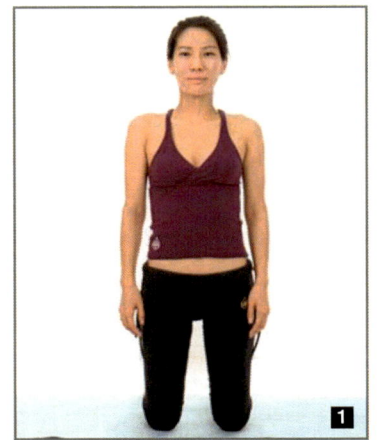
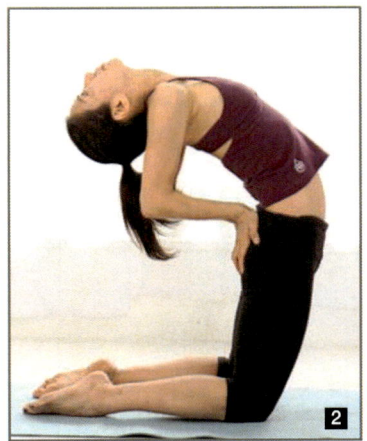

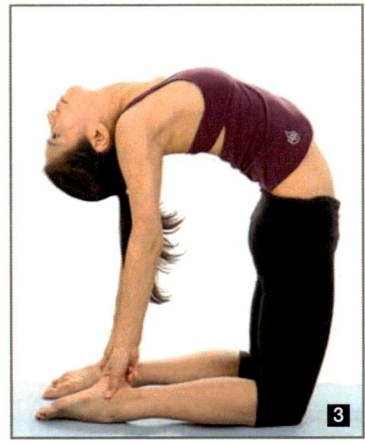

21. Camel pose
① 무릎을 바닥에 대고 6인치 간격으로 넓혀 선다.
② 양손을 힙 뒤로 하고 머리를 완전히 젖혀서 몸을 천천히 뒤로 한다.
③ 한손씩 천천히 발뒤꿈치를 단단히 잡고 호흡은 길게 마시고 내쉬면서 허벅지, 힙, 골반은 앞을 향해 최대한 내밀고 척추의 모든 근육을 이용하여 아치형으로 만든다.

동작순서 1-2-3-2-1 Sit-up

STEP 22 Rabbit Pose

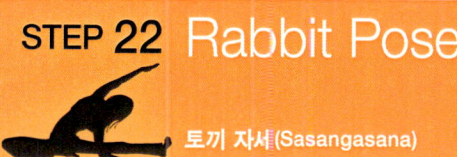

토끼 자세 (Sasangasana)

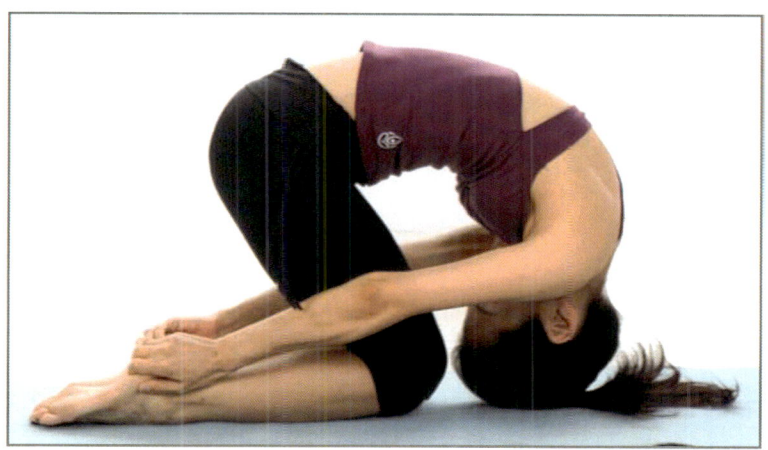

✅ 아사나 방법

- 양발과 양 무릎을 모으고 엉덩이는 뒤꿈치어 붙이고 무릎을 꿇고 앉는다.
- 엄지손가락이 바깥쪽으로 오게 하여 뒤꿈치를 잡는다.
- 깊게 내쉬면서 턱을 가슴 쪽으로 당긴 후 이마를 무릎에 닿게 하면서 몸통을 둥글게 한다.
- 백회 부분의 중앙이 바닥에 닿게 하며 엉덩이를 천장을 향해 올린다.
- 양팔을 이용해 뒤꿈치를 힘껏 당기고 양팔을 완전히 펴고 허벅

지를 지면과 수직이 되도록 한다.
- 이때 체중은 머리가 아니라 양팔과 뒤꿈치의 긴장감을 유지하며 머리에 체중을 25%만 싣는다(목이 약간 아프고 숨이 막힐 수 있다).
- 10 카운트 유지하며 정상 호흡한다.
- 역순으로 돌아와 이완한다.

※Sit-up
※Second Set

✅ 효과

- 척추를 종단으로 늘리고 신경계에 적절한 영향을 공급한다.
- 척추와 등근육의 탄성과 운동성을 증가시킨다.
- 목과 어깨, 등에 도움을 준다.
- 감기치유, 만성편도염에 도움을 준다.
- 갑상선과 부갑상선에 도움이 된다.
- 불면증, 당뇨병, 우울증치료에 도움이 된다.

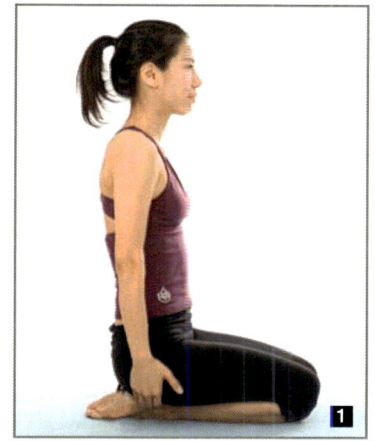
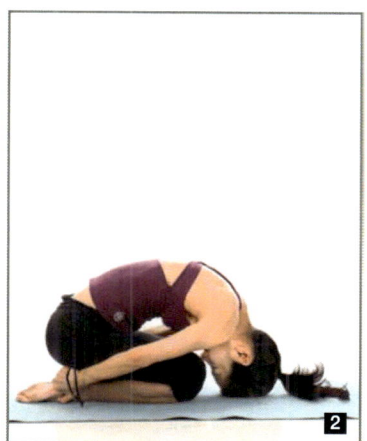

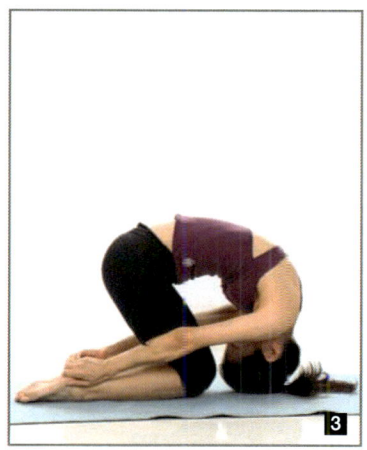

22. Rabbit pose
① 양발과 양 무릎을 모으고 엉덩이는 뒤꿈치에 붙이고 무릎을 꿇고 앉는다.
② 이마를 바닥에 대고 엄지손가락이 바깥쪽으로 오게 하여 뒤꿈치를 잡는다.
③ 두정부 중앙이 바닥에 닿게 하며 엉덩이를 천장을 향해 올린다.

완성Tip 양팔과 뒤꿈치의 긴장감을 유지하며 머리에 체중을 25%만 싣는다.

동작순서 1-2-3-2-1 Sit-up

STEP 23/24 Head to knee Pose and Sretching Pose
앉아서 머리 닿기 자세/전굴 자세
(Jushirasana Paschimotthanasana)

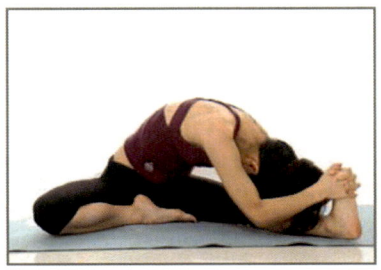
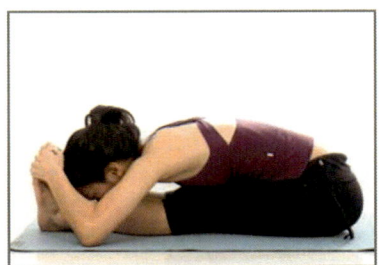

✅ 아사나 설명

Right

- 앉아서 오른쪽 다리를 45도 각도로 뻗는다. 왼쪽 무릎은 굽히고 발바닥을 편안한 상태로 허벅지 안쪽에 붙인다.
- 오른발은 무릎을 완전히 펴고 엄지발가락을 몸 쪽으로 당긴다. 양손을 옆으로 하여 머리 위로 한다.
- 양손과 머리를 같은 방향으로 하여 천천히 오른발을 향하여 내린다.
- 엉덩이는 뒤쪽으로 빼고 양손을 깍지 잡아 오른발을 잡는다.
- 양손을 깍지 잡아 오른발을 잡는다.
- 발을 몸 쪽으로 당기면서 양 팔꿈치가 바닥에 닿도록 수직으로 내린다.

- 턱을 가슴 쪽으로 당기고 오른쪽 무릎이 구브러지지 않으면서 천천히 내려가고 이마가 무릎에 닿도록 한다.
- 발가락은 최대한 몸 쪽으로 당겨 최종 목표는 뒤꿈치가 바닥에 떨어지도록 한다(10seconds 유지).

Left

- 바로 앉아서 왼쪽 다리를 45도 각도로 뻗는다. 오른쪽 무릎은 굽히고 발바닥을 편안한 상태로 허벅지 안쪽에 붙인다.
- 왼발은 무릎을 완전히 펴고 엄지발가락을 돈 쪽으로 당긴다. 양손을 옆으로 하여 머리 위로 한다.
- 양손과 머리를 같은 방향으로 하여 천천히 왼발을 향하여 내린다.
- 엉덩이는 뒤쪽으로 빼고 양손을 깍지 잡아 왼팔을 잡는다.
- 양손을 깍지 잡아 왼발을 잡는다.
- 발을 몸 쪽으로 당기면서 양 팔꿈치가 바닥에 닿도록 수직으로 내린다.
- 턱을 가슴 쪽으로 당기고 왼쪽 무릎이 구부러지지 않으면서 천천히 내려가고 이마가 무릎에 닿도록 한다.
- 발가락은 최대한 몸 쪽으로 당겨 최종 목표는 뒤꿈치가 바닥에 떨어지도록 한다(10seconds 유지).

정면을 바라보고 두 다리를 앞으로 펴고 앉는다 Sit-up

Together
- 양발을 앞으로 펴서 전굴자세(늘려주기)를 취한다(20seconds 유지).

> ※Sit-up
> ※Second Set

✅ 요약하기

- Head to knee pose - 오른쪽, 왼쪽 10 seconds 유지하고 정면을 보고 누웠다가 Sit-up
- Stretching pose - 20 seconds 유지한다.
- 거울을 등지고 누워서 Sit-up

> ※Second set

✅ 효과

- 좌골신경과 발목, 무릎, 고관절의 유연성을 향상시킨다.
- 소화기능이 향상되고 장활동을 원활하게 한다.
- 면역, 림프체계를 좋게 하며 간, 비장, 췌장, 갑상선, 흉선, 장 등의 순환을 개선한다.

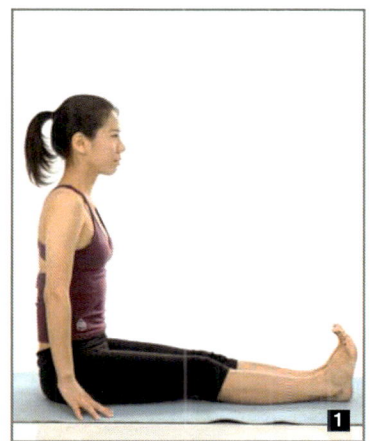 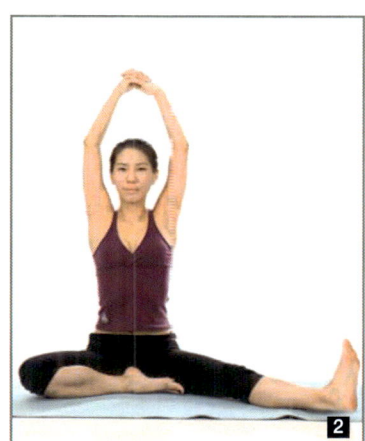

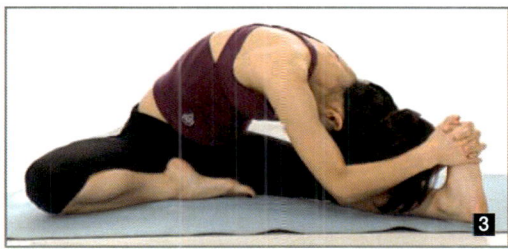

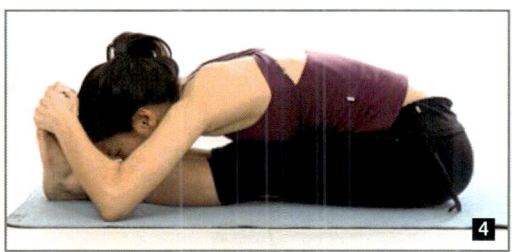

23~24. Head to knee pose and stretching pose
① 양발을 모아 앞으로 뻗어 앉는다
② 양손을 깍지 낀 상태로 천장으로 올리고 앉아서 오른쪽 다리를 45도 각도로 뻗는다. 왼쪽 무릎은 굽히고 발바닥을 편안한 상태르 허벅지 안쪽에 붙인다.
③ 엉덩이는 뒤쪽으로 빼고 양손을 깍지 잡아 오른발을 잡는다. 이때 양 팔꿈치는 바닥에 닿도록 수직으로 내리고 이마가 무릎에 닿도록 한다.
④ 양발을 모은 후 발끝을 잡고 상처 와 하체를 밀착시킨다.

동작순서 1-2(오른쪽)-3(오)-2(왼쪽)-3(왼)-1 Sit-up / 1-4 Sit-up

STEP 25 Spine-Twisting Pose

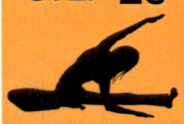

척추 비틀기 자세(Ardha-Matsyendrasana)

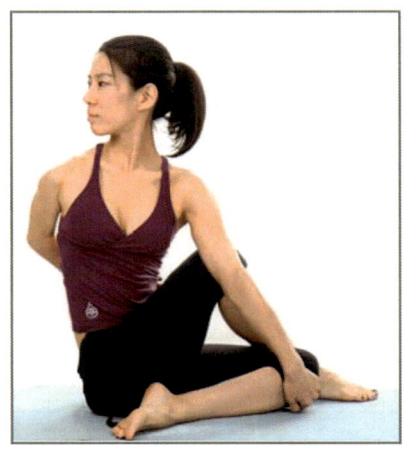

✅ 아사나 설명

Right

- 양발을 펴고 앞으로 앉는다.
- 양쪽 엉덩이를 바닥에 밀착한 상태로 왼쪽 뒤꿈치가 오른쪽 엉덩이 옆 부분에 닿을 수 있도록 구부린다.
- 오른쪽 다리를 왼쪽 다리 위로 넘겨서 오른발을 왼쪽 무릎 바로 왼쪽에 세워 놓는다.
- 왼팔을 들어 오른쪽 무릎 바깥쪽에 댄다.
- 팔꿈치를 뒤쪽으로 오른 무릎을 밀어내며 왼쪽 무릎을 단단히

잡는다.
- 오른팔은 가능한 뒤로 돌려 왼쪽 허벅지를 잡을 수 있도록 한다.
- 머리는 오른쪽으로 돌리고 얼굴, 어깨, 몸을 최대한 비틀어 엉덩이와 왼쪽 무릎은 계속 바닥에서 떨어지지 않고 척추를 곧게 편다.(20seconds 유지 20seconds 이완)

※Left
※Sit-up
※One Set

✅ 효과
- 척추 신경들과 혈관, 각 조직에 혈액순환을 증가시킨다.
- 척추탄성과 유연성을 증가시킨다.
- 고관절 유연성을 증가시킨다.
- 요통과 류마티즘, 척츠질환에 도움이 된다.
- 소화기능(장가스배출)을 향상시킨다.

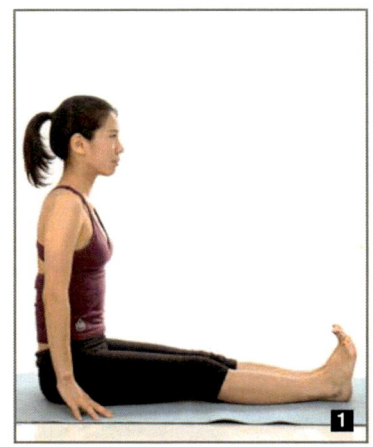 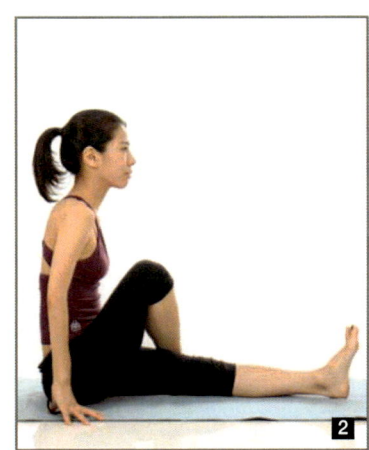

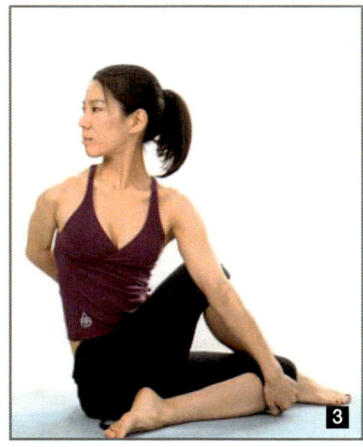

25. Spine-twisting pose
① 양발을 모아 앞으로 뻗어 앉는다.
② 오른쪽 발바닥을 왼쪽 무릎 바깥쪽에 두고 무릎을 세운다.
③ 왼쪽 뒤꿈치가 오른쪽 엉덩이 옆 부분에 닿을 수 있도록 구부리고 왼팔을 들어 오른쪽 무릎 바깥쪽에 댄다. 머리는 오른쪽으로 돌리고 얼굴, 어깨, 몸을 최대한 비틀어 엉덩이와 왼쪽 무릎은 계속 바닥에서 떨어지지 않게 하고 척추를 곧게 편다.

완성Tip 양팔과 뒤꿈치의 긴장감을 유지하며 머리에 체중을 25%만 싣는다.

동작순서 1-2(오른쪽)-3-2(왼)-1 Sit-up

STEP 26 Blowing in firm Pose

마무리 호흡법(Kapalbhati in Vajrasana)

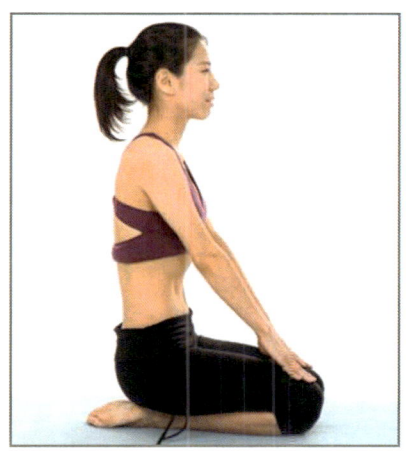

✅ 카팔라바티 설명

· 무릎을 꿇고 앉아서 허리를 곧게 펴고 양손을 무릎 위로 한다.
· 촛불을 불듯이 강하게 내쉰다(내쉬는 호흡에 집중하면 마시는 호흡은 자연스럽게 이루어진다)/
· 내쉬는 호흡과 동시에 복부를 단단히 잡아당기고 이완하면서 다시 다음 호흡을 준비한다.
· 60번 반복 후 누워서 이완한다.

✅ **효과**
· 모든 복부기관을 강화하고, 혈액순환을 증가시킨다.

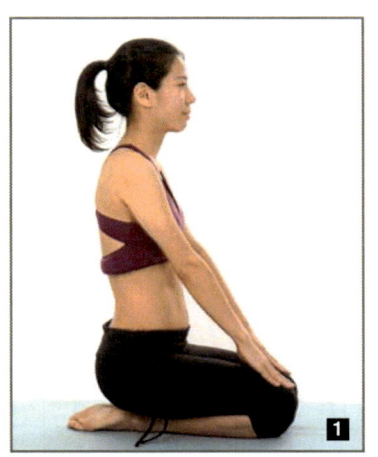 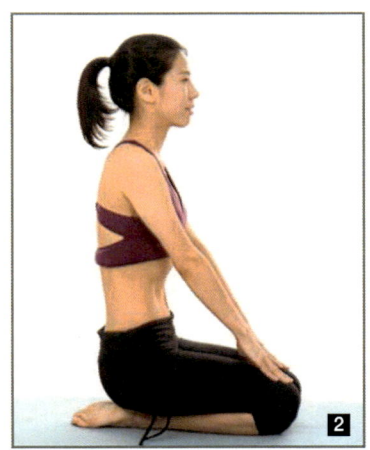

26. **Blowing in firm pose**
① 무릎을 꿇고 앉아서 허리를 곧게 펴고 양손을 무릎 위로 한다(마시는 숨).
② 내쉬는 호흡과 동시에 복부를 단단히 잡아당긴다(내쉬는 숨).

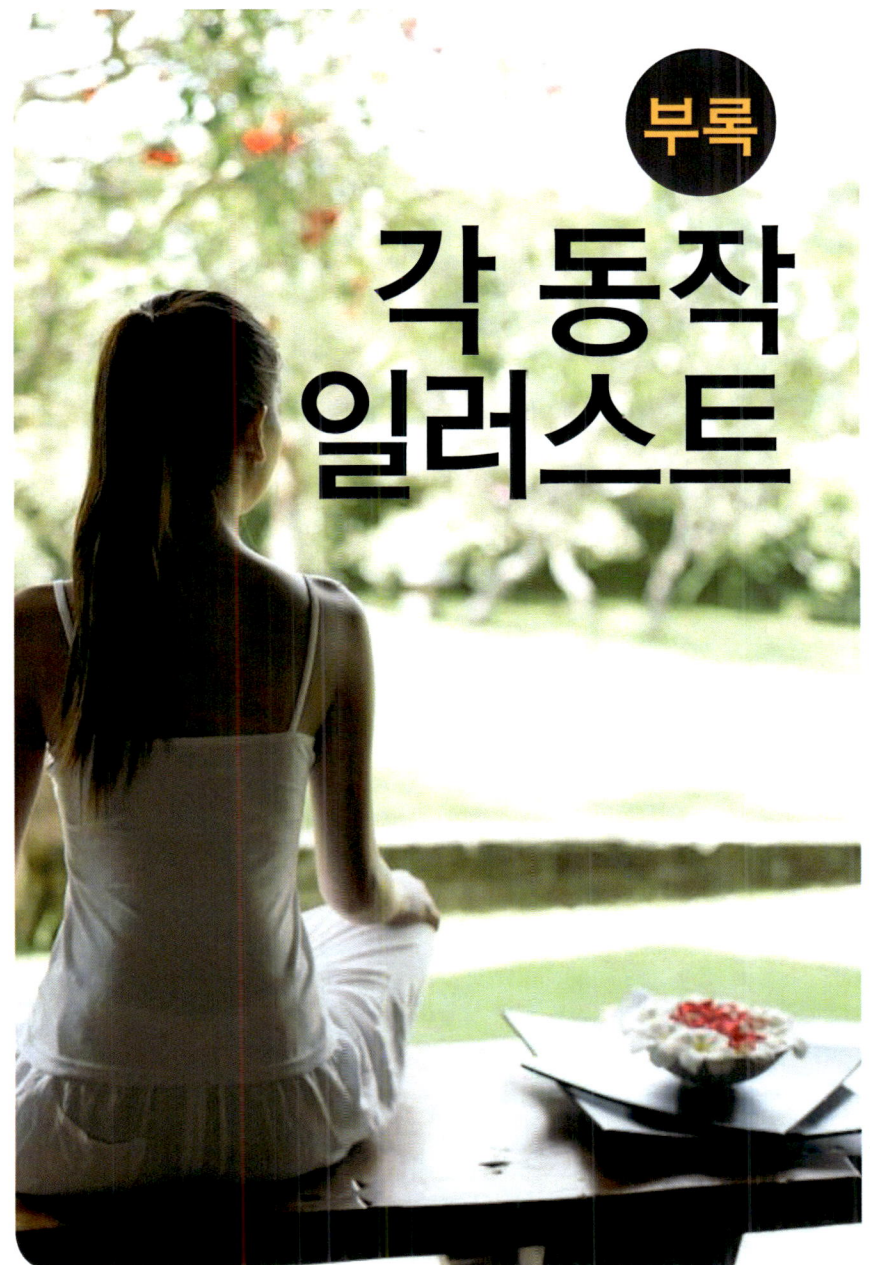

부록
각 동작 일러스트

✅ STEP 1 Standing Deep Breating

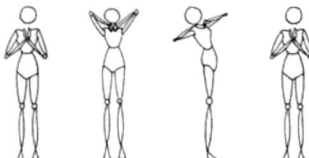

✅ STEP 2 Half Moon Pose with Hands to Feet Pose

예비

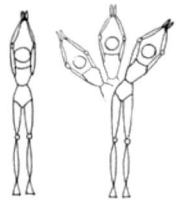

본동작

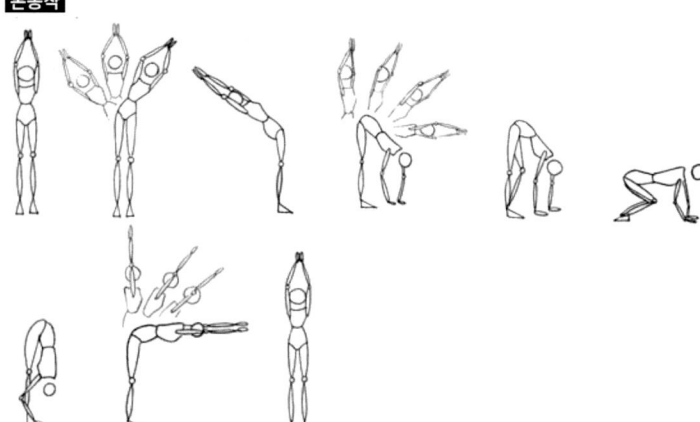

✅ STEP 3 Awkward Pose

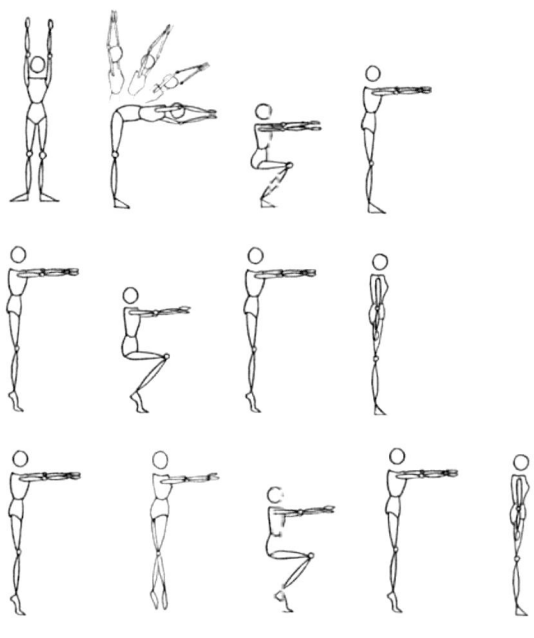

✅ STEP 4 Eagle Pose

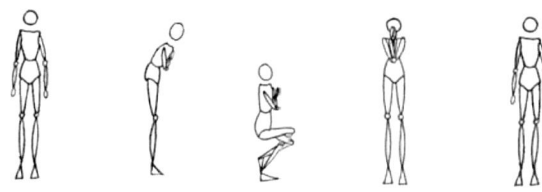

✅ STEP 5 Standing Head to Knee Pose

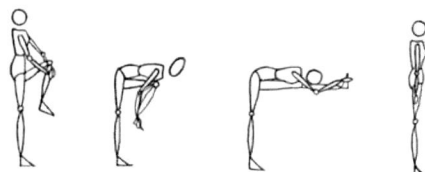

✅ STEP 6 **Standing Bow Pose**

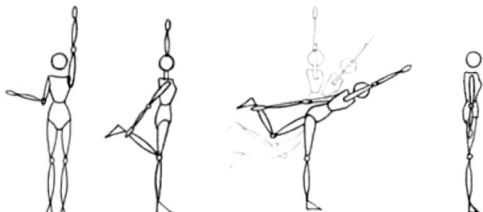

✅ STEP 7 **Balancing Stick Pose**

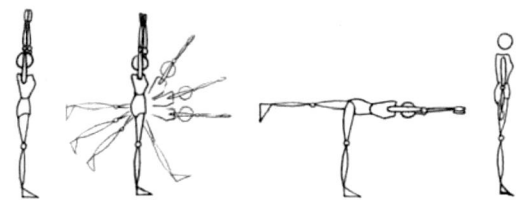

✅ STEP 8 **Standing Separate Leg Stretching Pose**

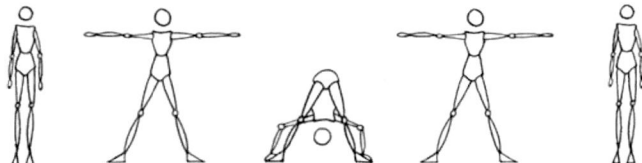

✅ STEP 9 **Triangle Pose**

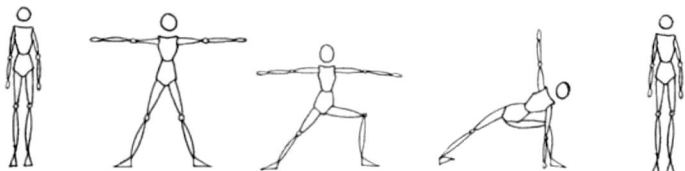

✅ STEP 10 Standing Separate Leg Head to Knee Pose

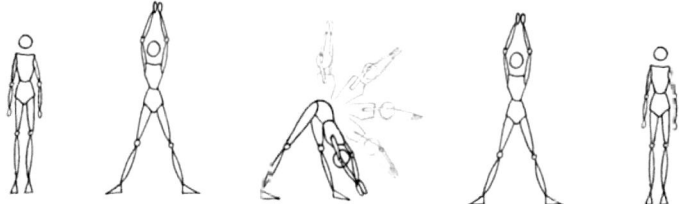

✅ STEP 11 Tree Pose

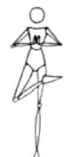

✅ STEP 12 Toe Stand

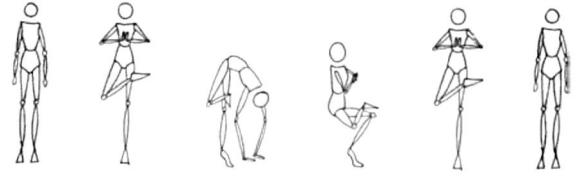

✅ STEP 13 Dead Body Pose

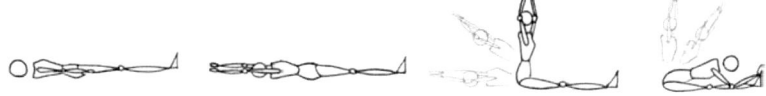

✅ STEP 14 **Wind-Removing Pose**

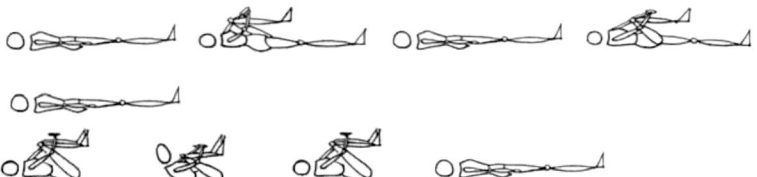

✅ STEP 15 **Cobra Pose**

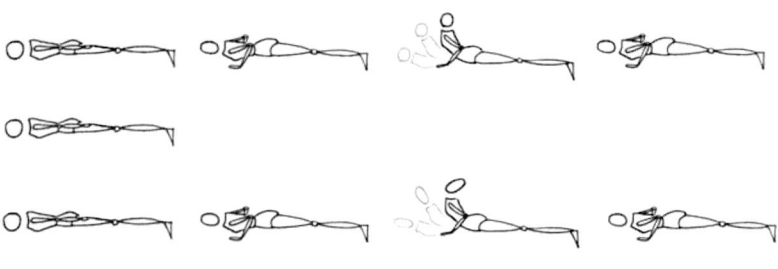

✅ STEP 16 **Locust Pose**

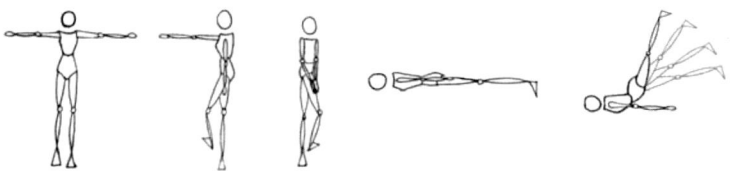

✅ STEP 17 **Full Locust Pose**

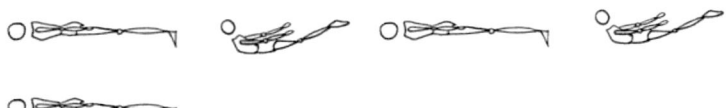

STEP 18 Bow Pose

예비

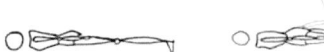

본동작

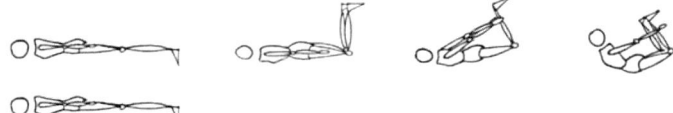

STEP 19 Fixed Firm Pose

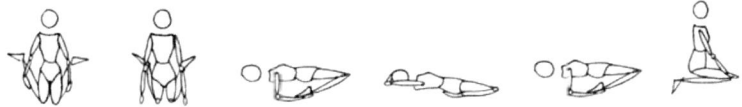

STEP 20 Half Tortoise Pose

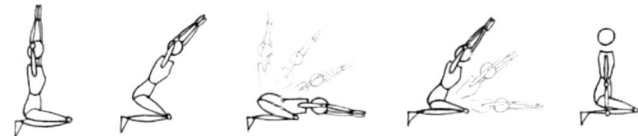

STEP 21 Camel Pose

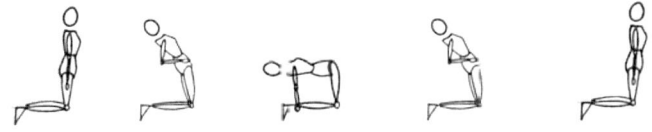

STEP 22 **Rabbit Pose**

  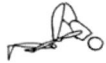

STEP 23/24 **Head to knee Pose and Sretching Pose**

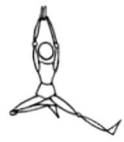 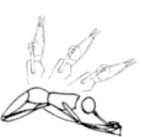 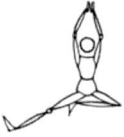 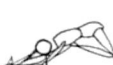

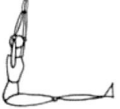 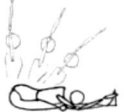

STEP 25 **Spine-Twisting Pose**

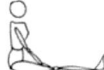 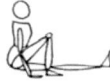   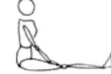

STEP 26 **Blowing in firm Pose**